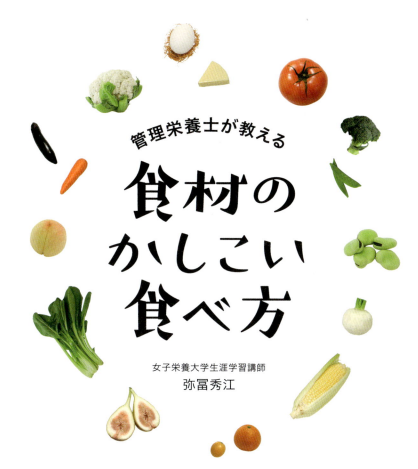

管理栄養士が教える

食材の
かしこい
食べ方

女子栄養大学生涯学習講師
弥冨秀江

つちや書店

季節ごとの"旬"の食材を食べましょう

春
SPRING

　日に日に暖かくなり、寒い冬を越して眠っていた草木が次々に芽吹き、活動を始める季節です。そら豆、さやえんどうなどの豆類、セロリなどが旬を迎えます。

　昔から、春には「苦みを盛れ」と言われます。これは、芽吹く時期には苦みのある物を食べて、冬の間に体にたまった老廃物を出し代謝を促して、ビタミンやミネラルを多く摂ろうという知恵です。

　春の陽光をふんだんに浴びて育った春野菜には、この季節に体が必要とするたくさんの栄養分が含まれています。

　例えば、春キャベツのビタミンCやβ-カロテンは、旬ではないキャベツに比べて多く含まれます。ビタミンCやβ-カロテンは細胞の老化を防いでアンチエイジングに働くビタミンですが、生命力あふれる旬の食材の力が、体に新しい細胞を作り出します。

　冬の寒さで弱った体を目覚めさせる春野菜には、ビタミンやミネラルも豊富で、夏に向けて体を整える力が備わっています。

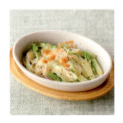 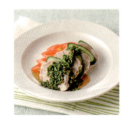 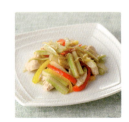

旬の食べ物は、おいしさも格別です。栄養価が高く、旬の食材を食べることは、その季節に体が必要としている栄養素を摂取することにつながります。春夏秋冬、日本ならではの四季の旬を意識しながら、栄養素をムダなく摂取する方法をおぼえれば、毎日の献立や健康作りに役立ちます。

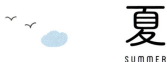

夏
SUMMER

　太陽が照りつき、気温も湿度も高くなる夏。暑い季節には、トマトやきゅうり、なすなどの夏野菜が旬を迎えます。

　夏野菜には体を冷やす効果があり、暑さでほてった体を冷ましてくれるので、夏バテや熱中症を防ぐためにも効果的な食材です。

　トマトやきゅうり、すいかなどは、水分量が多いので、汗で失われた体の水分補給に役立ちます。

　きゅうり、なすなど夏の代表的な野菜のほとんどは、水分だけでなくカリウムも豊富です。カリウムは体内の水分バランスとミネラル濃度を調整し、利尿作用の働きでむくみを解消させるなど、暑い夏に対処するための体作りに最適です。

　さらにゴーヤや、トマト、ピーマン、パプリカなどにはビタミンCがたっぷり含まれています。ビタミンCはコラーゲンの生成を助け、メラニン色素の沈着を防ぐので、強い紫外線でダメージを受けている肌の調子を整えます。夏野菜を利用して、夏をのり切りましょう。

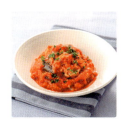
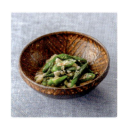
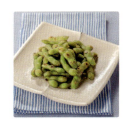

秋
AUTUMN

　秋は「実りの秋」「食欲の秋」などと言われますが、栗や柿などの果物から野菜、魚まで、そう呼ぶにふさわしいおいしい旬の食材がたくさん出そろい、食卓を豊かに彩ります。

　秋から冬にかけては、じゃがいも、里いも、さつまいもなどのいも類が旬を迎えます。

　これらのいも類は、夏の日差しをたっぷりと吸収して栄養分を蓄え、ビタミンCが豊富に含まれています。さらにエネルギー源になる糖質（でんぷん）も多く含むので、甘みが充実し、寒い冬に向けてエネルギーを確保し、冬を迎える体作りに役立ちます。

　魚ではサンマやサケが旬を迎え、食卓に並びます。サバやサンマに代表される青魚には、良質な脂にDHA（ドコサヘキサエン酸）やEPA（エイコサペンタエン酸）が豊富に含まれ、血液をサラサラにしてくれます。寒くなってくると夏ほど水分を摂らなくなるので、血が固まりやすくなりますから、冬場の血栓予防にも効果があります。

　夏の太陽の恵みを受けて成長し、甘みを増した野菜や果物、脂ののった魚など、おいしくて栄養価の高い旬の食材をたっぷり摂って、寒い冬に向けた体の準備を始めていきましょう。

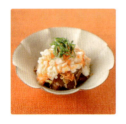
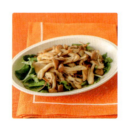
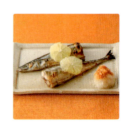

冬
WINTER

　厳しい冬の寒さの訪れとともに、白菜、ねぎ、ほうれん草などの葉物野菜はどんどん甘みを増して旬を迎えます。

　温かい鍋が嬉しい季節ですが、鍋に使う食材の白菜やねぎのほかに、大根やごぼう、にんじん、れんこんなどの根菜類もこの時期に旬を迎えます。

　根菜類は、秋から冬の時期に旬を迎える物が多いですが、温かい料理で食べると、冷えた体を芯から温めてくれます。冬は寒さから体を守るためにも、鍋や煮物に根菜類を入れて積極的に食べるようにしましょう。

　小松菜や春菊、ほうれん草も、冬が旬の野菜です。これらに共通して多く含まれるβ-カロテンは、粘膜を保護をする働きがあり、鼻や喉の粘膜からのウイルスの侵入を防ぎます。

　また、白菜や大根に豊富に含まれるビタミンCも、ウイルスに対する抵抗力を高めるため、風邪予防に効果があります。

　果物では、みかん、ゆず、きんかんなどの柑橘類が旬を迎えます。ビタミンCが豊富なので、風邪予防や寒さに負けない体作りに役立ちます。

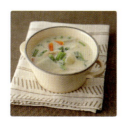 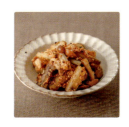 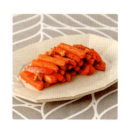

栄養素をムダにしないコツ

調理法によって、食材の栄養素がムダになっている場合があり、それぞれの栄養素の特性をおぼえておけば、栄養素をムダなく効果的に摂取できます。知って得する調理のコツをご紹介します。

コツ 1 ビタミンC、ビタミンB群は加熱しない、水にさらしすぎない

淡色野菜に多いビタミンCやビタミンB群は水溶性のビタミン。水や空気に長くさらしすぎると損失が大きくなるので注意が必要。加熱調理をするなら、スープや煮込み料理など、煮汁ごと食べられるメニューがおすすめ。

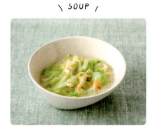

コツ 2 脂溶性ビタミンは油と一緒に摂る

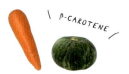

にんじんやかぼちゃ、ほうれん草など、緑黄色野菜に多く含まれるβ-カロテン（ビタミンA）、ビタミンEなどは脂溶性ビタミン。炒め物など油で加熱調理すると、吸収率が格段とアップ。より効率よく栄養を摂ることができる。

コツ 3 カルシウムの吸収率アップにビタミンDや酢をプラス

小魚や小松菜、チンゲン菜などカルシウムが豊富な食材は、ビタミンDを多く含む魚類、きのこ類と合わせて摂るとカルシウムの吸収率が高まる。酢やクエン酸もカルシウムの吸収を助けるので、魚は南蛮漬けやマリネにして食べるのがおすすめ。

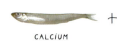

コツ4 根菜類やトマトは皮ごと食べる

にんじんやごぼう、いも類やかぼちゃなどは、皮をむかずに使うほうが栄養面で断然お得。たとえば、にんじんは中心部に比べて皮にβ-カロテンが2.5倍、ポリフェノールは4倍。トマトはリコピンや食物繊維が皮に多く含まれるので、ムダなく摂れる。

 POTATO TOMATO

 POLYPHENOL

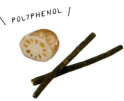

コツ5 アク抜きしないですぐ調理！

れんこんやごぼうのアク抜きで水にさらすのは、実はもったいないこと。根菜の皮の近くにはポリフェノールがたっぷり。水が茶色く濁るのは、ポリフェノールが溶け出しているから。アク抜きをせず、すぐに調理しましょう。

コツ6 酵素は熱に弱い！加熱すると損失大

大根に含まれる消化酵素、ジアスターゼは加熱にとても弱く、50〜70℃で働きを失ってしまうので、生食で大根おろしがおすすめ。同様に、長いものアミラーゼも酵素なので、加熱するともったいないことに。

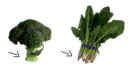

コツ7 捨てていた部分も見直して調理

ブロッコリーの茎やほうれん草の赤い根元など、これまで捨ててしまいがちだった部分にも栄養素が充実。ほうれん草の赤い根元には、鉄分やマンガンが豊富。ブロッコリーの茎には花蕾(からい)部分と同等の栄養価があるうえに食物繊維もたっぷり。

コツ8 野菜の葉は捨てずに使う

大根やかぶ、セロリ、にんじんなどが葉つきで売っていたら、進んで利用しましょう。葉の部分にはカルシウムやβ-カロテンなどが豊富。たとえば、大根の葉にはビタミンEが含まれ、白い部分にはない栄養素がたっぷり。

CONTENTS

季節ごとの"旬"の食材を
食べましょう
春 ……………… 2 　　夏 ……………… 3
秋 ……………… 4 　　冬 ……………… 5
栄養素をムダにしないコツ …………… 6
本書の使い方 ………………………… 12

PART 1
春の栄養素をムダなく食べる方法
SPRING

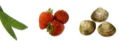

春の野菜

キャベツ
● キャベツのクリーム煮 ……………… 14

グリーンアスパラガス
● アスパラガスのツナチーズ焼き … 16

セロリ
● セロリと鶏肉のしょうが炒め …… 18

ニラ
● ゆで豚のニラソース ……………… 20

さやえんどう
● さやえんどう入り
　スクランブルエッグ ……………… 22

そら豆
● そら豆の豆乳スープ ……………… 24

菜の花
● 菜の花の白和え …………………… 26

春の魚介類

金目鯛
● 金目鯛のトマトアクアパッツァ … 28

ワカサギ
● ワカサギのカレー南蛮 …………… 30

スルメイカ
● イカのバターじょうゆ炒め ……… 32

アサリ
● アサリと菜の花の蒸し煮 ………… 34

ハマグリ
● ハマグリと野菜のスープ仕立て … 36

タコ
● タコのカルパッチョ
　サラダ仕立て ……………………… 38

春の果物

いちご ………………………………… 40
オレンジ類 …………………………… 41

COLUMN ①
肉の栄養素

牛肉
牛肉とごぼうのすき焼き煮 …… 42
豚肉 ……………………………… 44
鶏肉 ……………………………… 45
豚肉と野菜のマーボー風／
鶏肉と野菜のポトフ …………… 46

PART 2
夏の栄養素を ムダなく食べる方法
SUMMER

夏の野菜

トマト
- 鶏肉のトマト煮 …………… 48

ゴーヤ
- 炒めゴーヤのツナサラダ …… 50

ピーマン・パプリカ
- ピーマンとパプリカの
  塩きんぴら ………………… 52

きゅうり
- きゅうりのヨーグルトサラダ …… 54

なす
- 揚げなすのくるみみそ和え …… 56

かぼちゃ
- かぼちゃの粒マスタード和え …… 58

オクラ
- 焼きオクラと
  たたき山いもの和え物 ……… 60

レタス
- レタスの炒り卵 …………… 62

枝豆
- 焼き枝豆 …………………… 64

とうもろこし
- 焼きとうもろこしの
  コールスロー ……………… 66

夏の魚介類

アジ
- アジのソテー　サラダ仕立て …… 68

イワシ
- イワシの野菜蒸し
  トマト梅おろしがけ ……… 70

ウナギ
- ウナギの混ぜご飯
  とろろがけ ………………… 72

夏の果物

ぶどう ……………………… 74
すいか ……………………… 75
メロン ……………………… 76
もも ………………………… 77
さくらんぼ ………………… 78
なし ………………………… 79
びわ ………………………… 80
いちじく …………………… 81

COLUMN ②
卵・乳製品の栄養素

卵 …………………………… 82
牛乳 ………………………… 83
チーズ ……………………… 84

PART 3
秋の栄養素をムダなく食べる方法
AUTUMN

秋の野菜

大和いも・長いも
- たたき長いもとにんじんのカツオの山かけ …… 86

里いも
- 里いものそぼろ煮 …… 88

さつまいも
- さつまいもと鶏肉の甘辛炒め …… 90

じゃがいも
- じゃがいものチーズ焼き …… 92

玉ねぎ
- 豚肉と玉ねぎのしょうがみそ炒め …… 94

きのこ類
- きのこのガーリック炒め …… 96

ブロッコリー
- 炒めブロッコリーの卵サラダ …… 98

カリフラワー
- カリフラワーと牛肉のマスタード炒め …… 100

チンゲン菜
- チンゲン菜のじゃこ炒め …… 102

秋の魚介類

サンマ
- サンマのレモンおろしじょうゆ添え …… 104

サケ
- サケのみそ照り焼き丼 …… 106

サバ
- サバとほうれん草のトマト煮 …… 108

カツオ
- カツオのなめろう …… 110

秋の果物
栗 …… 112
柿 …… 113

COLUMN ③
豆腐・納豆の栄養素

豆腐
豆腐とオクラのとろとろスープ …… 114

納豆 …… 116

PART 4
冬 の栄養素を ムダなく食べる方法
WINTER

冬の野菜

大根・かぶ
- かぶのクリームスープ ……… 118

ほうれん草
- ほうれん草とたたき大豆の
  ごま和え ……… 120

小松菜
- 小松菜と干ししいたけの
  煮浸し ……… 122

長ねぎ
- 焼きねぎの和風マリネ ……… 124

春菊
- 春菊の白和え ……… 126

白菜
- 白菜と春菊のチーズサラダ ……… 128

水菜
- 水菜とカキの炒め物 ……… 130

れんこん
- れんこんの洋風きんぴら ……… 132

にんじん
- 炒めにんじんのカレー風味 ……… 134

ごぼう
- たたきごぼうのごま酢和え ……… 136

冬の魚介類

カキ
- カキのガーリックトマト焼き ……… 138

ブリ
- ブリの水炊き　ねぎダレ ……… 140

マグロ
- たたきマグロのサラダ ……… 142

タラ
- タラのニラくるみみそ焼き ……… 144

ヒラメ
- ヒラメの昆布じめサラダ仕立て … 146

カレイ
- カレイの煮物 ……… 148

冬の果物

温州みかん ……… 150
りんご ……… 151
ゆず ……… 152
きんかん ……… 153

COLUMN ④
そのほかの栄養素

にんにく ……… 154
しょうが ……… 155
みょうが ……… 156
大葉 ……… 157
もやし ……… 158
豆苗 ……… 159

〖 本書の使い方 〗

おすすめの食べ方＆調理法アイコン

生食／焼き物／炒め物／煮物／揚げ物／和え物／スープ

食材の体への効果（順不同）

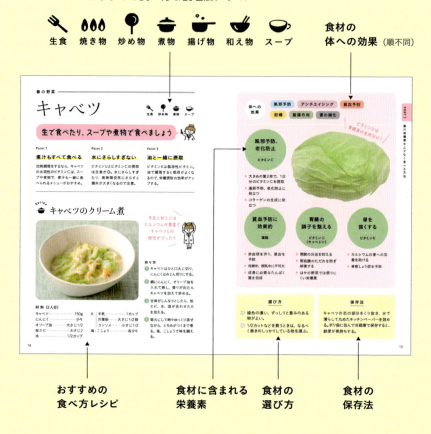

おすすめの食べ方レシピ　／　食材に含まれる栄養素　／　食材の選び方　／　食材の保存法

レシピ表記について

- 計量単位は大さじ1＝15ml、小さじ1＝5ml、1カップ＝200mlです。
- 調味料は特に注釈のないものはしょうゆは濃口しょうゆ、みそは好みのみそ、塩は食塩、砂糖は上白糖を使用しています。
- 電子レンジの加熱時間は700Wのものを基準にしています。500Wは1.4倍、600Wは1.2倍の加熱時間にしてください。
- 電子レンジ、オーブントースター、魚焼きグリルは機種によって加熱具合に違いがありますので、様子を見ながら加減してください。

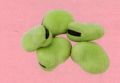
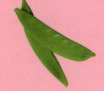

PART 1
春の栄養素をムダなく食べる方法

SPRING

冬の寒さで弱った体を目覚めさせる春の食材には、ビタミンやミネラルが豊富で、夏に向けて体を調える力が備わっています。

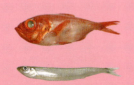
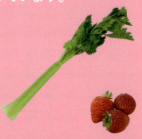

春の野菜

キャベツ

 生食　 炒め物　 煮物　 スープ

生で食べたり、スープや煮物で食べましょう

Point 1
煮汁もすべて食べる
加熱調理をするなら、キャベツの水溶性のビタミンCは、スープや煮物で、煮汁も一緒に食べられるメニューがおすすめ。

Point 2
水にさらしすぎない
ビタミンUとビタミンCの摂取は生食が◎。水にさらしすぎたり、長時間空気にさらすと損失が大きくなるので注意。

Point 3
油と一緒に摂取
ビタミンKは脂溶性ビタミン。油で調理すると吸収がよくなるので、栄養摂取の効率がアップする。

Recipe キャベツのクリーム煮

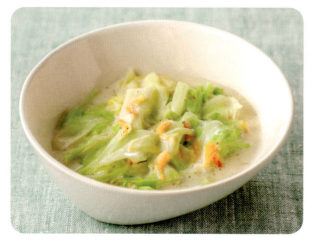

牛乳と桜エビはカルシウムが豊富でキャベツとの相性がぴったり

材料（2人分）

キャベツ …………… 150g	A　牛乳 …………… 1カップ
にんにく …………… 少々	片栗粉 ……… 大さじ1/2弱
オリーブ油 ……… 大さじ1/2	コンソメ …… 小さじ1/2
桜エビ …………… 大さじ2	塩・こしょう ……… 各少々
水 …………… 1/2カップ	

作り方

① キャベツはひと口大に切り、にんにくはみじん切りにする。

② 鍋ににんにく、オリーブ油を入れて熱し、香りが出たらキャベツを加えて炒める。

③ 全体がしんなりとしたら、桜エビ、水、混ぜ合わせたAを加える。

④ 弱火にして時々ゆっくり混ぜながら、とろみがつくまで煮る。塩、こしょうで味を調える。

体への効果

- 風邪予防
- アンチエイジング
- 貧血予防
- 妊婦
- 整腸作用
- 骨の強化

> ビタミンUは胃腸薬の主成分に！

風邪予防、老化防止
ビタミンC

- ▶ 大きめの葉2枚で、1日分のビタミンCを摂取
- ▶ 風邪予防、老化防止に役立つ
- ▶ コラーゲンの生成に役立つ

貧血予防に効果的
葉酸

- ▶ 赤血球を作り、貧血を予防
- ▶ 妊娠中、授乳中に不可欠
- ▶ 成長に必要なたんぱく質を合成

胃腸の調子を整える
ビタミンU（キャベジン）

- ▶ 胃酸の分泌を抑える
- ▶ 胃粘膜のただれを防ぎ修復する
- ▶ ほかの野菜では摂りにくい栄養素

骨を強くする
ビタミンK

- ▶ カルシウムの骨への沈着を助ける
- ▶ 骨粗しょう症を予防

選び方

- ☐ 緑色の濃い、ずっしりと重みのある物がよい。
- ☐ 1/2カットなどを買うときは、なるべく巻きのしっかりしている物を選ぶ。

保存法

キャベツの芯の部分をくり抜き、水で濡らして丸めたキッチンペーパーを詰める。ポリ袋に包んで冷蔵庫で保存すると、鮮度が長持ちする。

PART 1　春の栄養素をムダなく食べる方法

春の野菜

グリーンアスパラガス

 炒め物 焼き物 揚げ物

油と合わせて体への吸収率を高めましょう

Point 1
吸収率がアップ

β-カロテンとビタミンKはどちらも脂溶性のビタミン。炒め物にして、油と一緒に摂ることで吸収率がアップ。

Point 2
ゆでるよりも炒める

ビタミンB_2は水溶性で、ゆでると水に溶け出てしまうので炒める、焼く、揚げるなどの調理法がおすすめ。

Point 3
たんぱく質と一緒に

アミノ酸の一種であるアスパラギン酸は疲労回復に効果的な栄養素。たんぱく質と合わせて摂ると、作用が強化。

Recipe アスパラガスのツナチーズ焼き

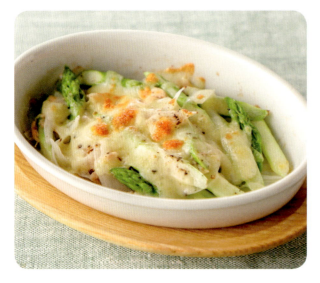

ツナ缶の油も使うと栄養素を効果的に食べられます

作り方

① アスパラガスは、軸の部分の皮をピーラーで薄くむき、斜めに切る。ふんわりとラップをして電子レンジに40秒ほど加熱する。玉ねぎは薄切りにする。

② ①とツナを混ぜ合わせ、こしょうをふって混ぜる。

③ 耐熱容器に②を盛り、上にチーズをのせる。

④ 温めたオーブントースターで、③を4〜5分焼く。

材料(2人分)

グリーンアスパラガス ……… 80g	ツナ缶 ……… 40g
玉ねぎ ……… 40g	こしょう ……… 少々
	溶けるチーズ ……… 30g

体への効果

- 眼病予防
- 美肌
- 美髪
- 骨の強化
- 貧血予防
- 妊婦

皮膚や粘膜を守り 目のトラブルを解消
β-カロテン（ビタミンA）

- ▶ 目の健康維持
- ▶ 細胞の老化を抑制
- ▶ がんや動脈硬化を予防
- ▶ 粘膜の保護力があるので肺炎を防いだり、風邪などのウィルス感染予防に効果的

ホワイトアスパラガスよりグリーンの方が栄養豊富

肌や髪を保護
ビタミンB_2

- ▶ 脂質の代謝を大きくサポート
- ▶ たんぱく質の合成に関わり、皮膚を正常に保つ
- ▶ 不足すると肌荒れや皮膚炎、髪のパサつきなどのトラブルになる

骨の健康維持に不可欠
ビタミンK

- ▶ カルシウムの吸収を促し、丈夫な骨作りをサポート
- ▶ 細胞の新陳代謝を促す

貧血予防に効果的
葉酸

- ▶ 赤血球を作り、貧血を予防
- ▶ 妊娠中、授乳中に不可欠

選び方
- ☑ 切り口がみずみずしく茎にハリがあり、穂先が閉じている物がよい。
- ☑ 緑色が鮮やかで濃いと、栄養価も高い。

保存法
乾燥に弱くしなびやすいので、ラップに包み冷蔵庫へ。穂先を上にして立てて保存するほうがよい。さっとゆでて密閉袋などに入れ、冷凍保存でもOK。

春の野菜

セロリ

 生食　 炒め物

肉などのたんぱく質と一緒に食べましょう

Point 1
香り成分が体に◎
特有の香り成分のアピインが、イライラを抑えます。また、胃液の分泌を促進し、食欲を高める効果も。

Point 2
ビタミン野菜と
香り成分の効果を上げるため、抗ストレス作用のあるビタミンCやカルシウム、たんぱく質を含む食材と組み合わせる。

Point 3
葉もあれば活用
葉の部分に多く含まれる香り成分のピラジンには、血栓を防ぎ、血液をサラサラにする作用がある。

Recipe
セロリと鶏肉のしょうが炒め

ビタミンCが豊富なパプリカや鶏肉を使うのがポイントです

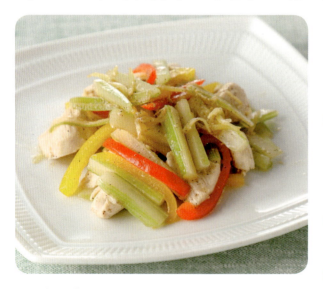

作り方

① セロリは筋を取り、3cmほどの長さに切って細切りにする。赤パプリカ、黄パプリカは細切りにする。鶏肉はひと口大に切り、しょうがはせん切りにする。

② フライパンにサラダ油、しょうがを入れて熱し、香りが出たら鶏肉を加えて炒める。

③ 鶏肉に火が通ったら、セロリとパプリカを加えて炒め合わせる。

④ 野菜がしんなりとしてきたら、塩、こしょうで味を調える。

材料（2人分）
セロリ …………… 100g	しょうが …………… 少々
赤・黄パプリカ …… 各40g	サラダ油 ………… 大さじ1/2
鶏むね肉（皮なし）…… 140g	塩・こしょう ………… 各少々

体への効果: がん予防 / 生活習慣病予防 / 貧血予防 / 認知症予防 / むくみ解消

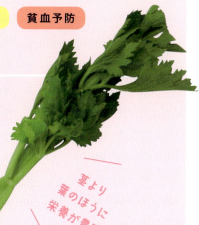

茎より葉のほうに栄養が豊富

糖尿病を予防
食物繊維
- 水溶性の食物繊維が多く、血糖値の上昇を抑えて糖尿病の予防に役立つ
- コレステロールを効果的に排泄

動脈硬化やがん予防にも
β-カロテン（ビタミンA）
- 体内でビタミンAに変わるβ-カロテンが豊富
- 葉の部分には茎よりも多くの栄養素が含まれ、β-カロテンは茎の2倍
- 皮膚と粘膜を守る働きがあり、細胞の老化を抑制
- がんや動脈硬化を予防

貧血予防 認知症予防
葉酸
- 貧血を予防
- 認知症や脳梗塞の予防にも効果的

体内の水分量を調節
カリウム
- 体の水分量やミネラル濃度を調節
- 過剰なナトリウムの排出を促す
- 利尿作用があり、むくみを解消

選び方
- ☑ 葉の緑色が鮮やかでハリがあり、黄ばみや斑点のない物がよい。
- ☑ 茎は白く表面につやがあり、筋がくっきりと立っている物が新鮮。

保存法
葉が茎の栄養素を吸い上げてしまうので、購入後はすぐに葉と茎を切り離す。水に濡れると傷みやすいので、洗わずにラップやポリ袋で覆って野菜室へ。

PART 1 春の栄養素をムダなく食べる方法

春の野菜

ニラ

 生食　 炒め物

油と合わせて効果的に摂取しましょう

Point 1
油で吸収率がぐんとアップ

ニラに含まれるβ-カロテンは、油と一緒に食べることで吸収率が高まる。お浸しやスープのときは、仕上げにごま油やオーリーブ油をひとかけするなどの工夫を。

Point 2
豚肉との組み合わせが◎

香り成分の硫化アリルはビタミンB_1の吸収を助けるので、ビタミンB_1の豊富な豚肉との調理がおすすめ。トマトを加えてビタミンCを強化すると、さらに栄養バランスがよくなる。

Recipe ゆで豚のニラソース

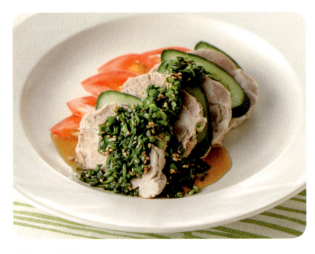

ソースにごま油を加えると
栄養素のバランスが
PERFECT

作り方

① たっぷりの湯に豚肉としょうがを入れて30分以上ゆでる。柔らかくなったら、7～8mm幅に切る。

② ニラは粗みじん切りにし、トマトは薄く切る。きゅうりは斜め薄切りにする。

③ Aを合わせてニラを混ぜ、ソースを作る。

④ 器にトマトを並べ、豚肉ときゅうりを交互に並べて盛り、③をかける。

材料（2人分）

豚肩ロース肉（塊）	140g
しょうが（スライス）	少々
ニラ	40g
トマト	60g
きゅうり	60g

A
ごま	小さじ2
ごま油	小さじ1/2
ポン酢しょうゆ	大さじ1
おろししょうが	少々

体への効果

- がん予防
- 生活習慣病予防
- 疲労回復
- アンチエイジング

薬用として「古事記」や「万葉集」にも登場

細胞の老化を抑えがんを予防
β-カロテン（ビタミンA）

- ▶ 体内でビタミンAに変わるβ-カロテンが豊富
- ▶ 細胞の老化を抑える
- ▶ がんを予防

がんと動脈硬化を予防
ビタミンE

- ▶ 血管と細胞の老化を防ぐ
- ▶ がんや動脈硬化、脳の老化など、さまざまな症状と生活習慣病を予防

動脈硬化とがんを予防
セレン

- ▶ 老化防止や動脈硬化の予防が期待されるミネラル
- ▶ 動脈硬化の引き金になる過酸化脂質の生成を抑え、がんを予防

疲労回復、スタミナ強化に
アリシン

- ▶ 香り成分の硫化アリルの一種。優れた抗菌・殺菌作用がある
- ▶ ビタミンB_1の吸収を高める
- ▶ 疲労回復とスタミナの強化

選び方

- ☑ 葉先がピンと伸び、葉の緑色が濃く、肉厚で幅が広い物がよい。
- ☑ 根元の切り口がみずみずしく、茎に適度な弾力がある物を選ぶ。

保存法

鮮度が落ちやすいので、なるべく早く食べ切るようにする。冷蔵庫で保存するときは、湿らせた新聞紙に包み、野菜室へ入れる。

PART 1　春の栄養素をムダなく食べる方法

春の野菜

さやえんどう

炒め物 煮物

火の通しすぎに気をつけて調理しましょう

Point 1
熱に弱いのでさっと炒める

ビタミンCは水に溶けやすいだけでなく、熱にも弱いので、ゆですぎや炒めすぎは禁物。炒め物にするときは、バターや植物油で短時間でさっと炒めるのがおすすめ。

Point 2
火を止めてから添える

煮物で使うときは、火を止めてから最後に添えるように鍋に入れると、栄養素も損なわず、歯ざわりと味わいの点でもおすすめ。

Recipe さやえんどう入りスクランブルエッグ

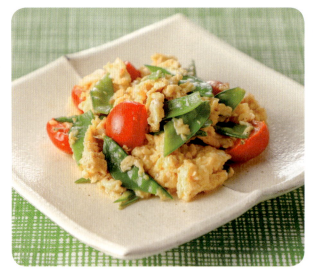

さっと炒める調理法で栄養素も逃さず、食感も楽しめます

作り方

① さやえんどうはヘタ、筋を取り、斜め半分に切る。ミニトマトはヘタを取って半分に切る。

② 卵を割りほぐし、牛乳を加えて混ぜる。

③ フライパンにバターを入れて熱し、さやえんどうを加えて炒める。火が通ったら、トマトを加えてさっと炒める。

④ ②を流し入れて半熟状になったら、塩、こしょうで味を調える。

材料（2人分）

さやえんどう	40g
ミニトマト	6個
卵（L玉）	3個
牛乳	大さじ2
バター	大さじ1/2
塩・こしょう	各少々

体への効果

眼病予防　疲労回復　風邪予防　がん予防　アンチエイジング　整腸作用　便秘改善

小さなさやの中にビタミンがぎっしり！

疲労回復と食欲増進に効果的
ビタミン B_1・B_2

▶ 糖質をエネルギーに替える酵素を補い、疲労がたまりにくい体作りに役立つ

皮膚や粘膜を健康に保つ
β-カロテン（ビタミンA）

- 目の健康には欠かせないビタミンで、皮膚と粘膜を守る
- ダメージを受けた細胞を修復して免疫力を高め、風邪を予防
- 老化を抑制
- がんと動脈硬化を予防

がん予防や老化防止に
ビタミンC

- 100g（約50枚）当たりの含有量60mgはいちご（約8個分）と同じ程度の数値
- がん予防と老化の抑制
- コラーゲンを生成して血管や皮膚を健康に保つ

整腸作用、便秘改善
食物繊維

- 水溶性食物繊維も含まれるが、不溶性食物繊維のほうが豊富
- 腸の活動を促進し、便秘の改善に効果的
- 整腸効果があり、大腸がんの予防に効果的

選び方
- ☑ さやにハリがあり、ヘタの色が鮮やかな緑色をしている物がよい。
- ☑ 豆が感じられないほど、さやが薄い物を選ぶ。

保存法
さやえんどうは、なるべく早く調理するほうがよい。新鮮なうちにさっとゆで、余るようなら保存袋に入れて冷凍保存がおすすめ。

PART 1　春の栄養素をムダなく食べる方法

春の野菜

そら豆

 焼き物 煮物 スープ

スープで効率よく栄養素を摂取しましょう

Point 1
皮が栄養素を保護
硬い皮で覆われているので、調理しても水溶性のビタミンC、ビタミンB群、カリウムなど、栄養素の損失は比較的少ない。

Point 2
栄養を逃さず食べる
ゆでて食べたり、サラダに使うだけではなく、スープに入れて、ビタミン、カリウムを丸ごと逃さず食べる。

Point 3
調理直前に取り出す
豆はさやから出すとすぐに硬くなってしまうので、調理の直前に取り出す。

Recipe そら豆の豆乳スープ

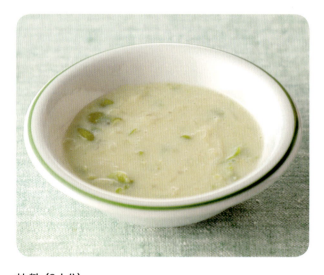

栄養素が溶け出てもムダなくおいしくいただきます

作り方

① そら豆は薄皮をむく。玉ねぎは薄切りにする。

② 鍋にオリーブ油を入れて熱し、玉ねぎを加えて炒める。透き通ったら、そら豆、水を加えて煮る。

③ そら豆が柔らかくなったら、混ぜ合わせたAを加える。2分ほど煮て、塩で味を調える。

材料（2人分）

そら豆	80g
玉ねぎ	50g
オリーブ油	小さじ1
水	1カップ

A		
	無調整豆乳	1カップ
	昆布茶	小さじ2
	片栗粉	小さじ1強
	塩	少々

体への効果

美肌 / 疲労回復 / 美髪 / むくみ解消 / 骨・歯の強化

糖質をエネルギーに
ビタミンB₁

- 完熟したそら豆には、ビタミンB₁とビタミンB₂の含有量が多い
- 日本人に不足しがちな成分で、炭水化物（糖質）の代謝に不可欠

皮膚や粘膜、毛髪を保護する
ビタミンB₂

- リボフラビンという黄色の色素を持つビタミン
- 脂質の代謝、たんぱく質の合成に役立ち、皮膚や毛髪、口腔粘膜や目の粘膜を保護

＼成熟するとたんぱく質やミネラル分がアップ！／

美肌作りに役立つビタミン
ビタミンC

- 未熟なそら豆はビタミンCの含有量が多い
- コラーゲンの生成に関わり、美容と健康に欠かせない

体内の水分量を調整
カリウム

- 体内の過剰なナトリウムの排出を促す
- 利尿作用があり、むくみを解消

骨と歯を強化
リン

- カルシウムの次に体内で多く働くミネラル
- カルシウムと結合して丈夫な骨や歯を形成
- 細胞膜や核酸の形成に不可欠で、エネルギー代謝にも重要な役割を担う

PART 1　春の栄養素をムダなく食べる方法

選び方
- ☑ さやに弾力があり、豆の大きさが均等な物がよい。
- ☑ さやの表面にうっすらとうぶ毛がある物が新鮮。

保存法
鮮度が落ちるのが早いので、早めに調理して食べること。すぐに使わない場合は固めにゆでて、冷凍保存する。

春の野菜

菜の花

 炒め物　 和え物

たんぱく質と一緒に食べましょう

Point 1
栄養面で優れた野菜
緑黄色野菜の中でもビタミン、ミネラルの含有量がトップクラス。とくにビタミンA、ビタミンC、鉄分が豊富。

Point 2
たんぱく質と一緒に
栄養素の効果をさらに高めるには、たんぱく質と組み合わせるのが◎。疲労回復効果、免疫力もアップ。

Recipe 菜の花の白和え

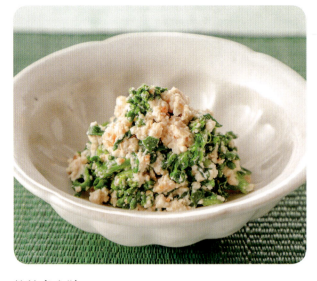

豆腐と組み合わせると免疫力＆疲労回復効果が高まります

材料（2人分）

菜の花 ……………… 80g	くるみ ……………… 15g
酒 …………………… 少々	みそ ……………… 小さじ2
木綿豆腐 …………… 80g	砂糖 ……………… 小さじ1

作り方

① 菜の花はフライパンに並べ、酒をふり入れて蒸し焼きにする。さっと水にさらしてよくしぼり、3等分に切る。

② 豆腐はキッチンペーパーに包み、水気を切ってつぶす。

③ 粗く砕いたくるみ、みそ、砂糖を混ぜ合わせて②に加えて混ぜる。

④ ①と③を混ぜ合わせる。

体への効果

美肌　風邪予防　生活習慣病予防　骨・歯の強化
貧血予防　妊婦　整腸作用　便秘改善

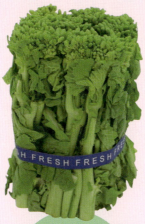

ビタミン、ミネラルともに豊富な優良野菜

骨粗しょう症を予防
カルシウム
- 強い骨や歯を形成
- 骨粗しょう症の予防に効果的

貧血予防に効果的
葉酸
- 赤血球を作り、貧血を予防
- 妊娠中、授乳中に不可欠

健康と美容に不可欠
ビタミンC
- 含有量はほうれん草よりも多く、約1/2束で1日分の摂取目安量をクリアできる
- 細胞を若返らせ、老化抑制にも働く、健康と美容に欠かせない栄養素

免疫力アップで風邪予防にも
β-カロテン（ビタミンA）
- 細胞の老化を抑え、がん予防や動脈硬化の予防に効果的
- 免疫力を高め、粘膜を保護するので、風邪や肺炎を防ぐ効果がある

腸の活動を促し便秘を改善
食物繊維
- 腸の活動を促す
- 便秘の予防と改善に効果的

選び方
- つぼみが硬く閉じている物がよい。開ききるとえぐみが強くなる。
- 茎の切り口がみずみずしく、茎や葉の柔らかい物を選ぶ。

保存法
葉はしおれやすいので、束ねたテープ類は取り外し、湿らせたキッチンペーパーで全体を包みビニール袋に入れ、葉先を上に立てて冷蔵庫の野菜室へ。

PART 1　春の栄養素をムダなく食べる方法

春の魚介類

金目鯛

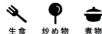

煮物や鍋物にして、煮汁も一緒に食べましょう

Point 1
コラーゲンを摂取

煮物や鍋物にする場合は、目玉とアラの部分、皮のそばにたっぷり含まれているコラーゲンが煮汁に溶け出ているので、スープも一緒に食べるとよい。

Point 2
ビタミン豊富な野菜と

赤い色素成分のアスタキサンチンのほか、不飽和脂肪酸のDHA、EPAが多く含まれているので、ビタミン豊富な野菜を加えると栄養バランスがアップ。

Recipe 金目鯛のトマトアクアパッツァ

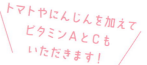

トマトやにんじんを加えてビタミンAとCもいただきます!

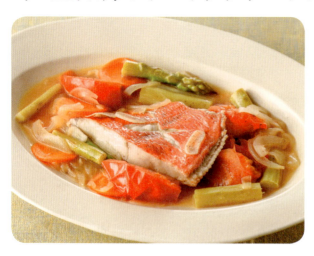

作り方

1. 玉ねぎとにんにくは薄切りにする。トマトはくし形切りにし、にんじんは皮ごと薄く輪切りにする。アスパラガスは軸の方をピーラーで皮をむき、3等分に切る。金目鯛に塩、こしょうをふる。
2. 鍋にオリーブ油、にんにくを入れて熱し、香りが出たら、玉ねぎ、にんじんを加えて炒める。
3. 玉ねぎが透き通ったら、金目鯛を加えて炒め、アスパラガス、トマトを並べて、白ワイン、水を加える。
4. 沸騰したらふたをして弱火にし、3～5分蒸し焼きにする。塩、こしょうで味を調える。

材料(2人分)

玉ねぎ	100g
にんにく	少々
トマト	200g
にんじん	40g
グリーンアスパラガス	80g
金目鯛(切り身)	2切れ
塩・こしょう	各適量
オリーブ油	小さじ2
白ワイン	2/3カップ
水	1/3カップ強

体への効果: アンチエイジング / 冷え性改善 / 肩こり改善 / 骨・歯の強化

体内から若返る栄養素がたっぷり

カルシウムの吸収を高める
ビタミンD

▶ 体内に吸収されると活性型ビタミンに変わり、カルシウムやリンなど、骨や歯の形成に必要な成分の吸収を助ける

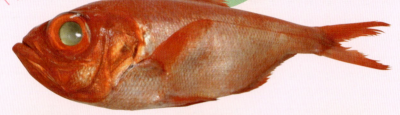

皮膚や血管を若く保つ
ビタミンE

▶ 細胞の老化を抑えて、血管や肌を若く保つ
▶ 血液の循環をよくして冷え性や肩こりを改善

丈夫な骨と歯を作る
リン

▶ 魚介類の中でもトップクラスの含有量
▶ 骨や歯を丈夫にし、細胞を活性化させる

骨格形成をサポート
マグネシウム

▶ 骨や歯にカルシウムを沈着させる
▶ カルシウムとともに骨格形成に関わり、骨粗しょう症の予防に効果的

PART 1　春の栄養素をムダなく食べる方法

選び方
☑ 体表が鮮やかな赤色で、目が濁っていない物がよい。
☑ ウロコがきれいに残り、金色に光っている物を選ぶ。

保存法
鮮度が落ちるのが早いので、購入したその日のうちに食べるのがベスト。保存する場合は、身を開いて一夜干しにすれば日持ちする。

春の魚介類

ワカサギ

揚げ物

骨ごと食べれば、丸ごと栄養素を吸収

Point 1
効率よく栄養素を吸収
天ぷらやフライなどで、丸ごと1尾を油で揚げて食べると、効率よくすべての栄養成分が摂れる。

Point 2
加熱してうま味を凝縮
加熱するとうま味が凝縮される。塩、こしょうでシンプルに食べるのがおすすめ。内臓の苦みが気になる人は取り除く。

Point 3
酢で吸収力アップ
酢には鉄分とカルシウムの吸収を高める効果があるので、南蛮漬けやマリネにして食べるのもおすすめ。

Recipe ワカサギのカレー南蛮

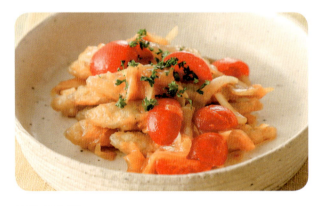

骨ごと食べて
カルシウムをたっぷり
いただきます

材料(2人分)
玉ねぎ	50g
ミニトマト	4~5個
A カレー粉	小さじ1/2
しょうゆ	大さじ1
砂糖	小さじ1
酢	大さじ2
水	大さじ1
ごま油	小さじ1/2
ワカサギ	160g
おろししょうが	少々
片栗粉	適量
揚げ油	適量
ドライパセリ	適宜

作り方
1. 玉ねぎは薄切りにし、水にさっとさらして水気をしぼる。ミニトマトはヘタを取り、2~4等分に切る。Aは混ぜ合わせる。
2. ワカサギはおろししょうがをまぶし、片栗粉も薄くまぶす。180℃の油で揚げる。
3. 熱いうちに①と混ぜて器に盛り、ドライパセリを散らす。

PART 1 春の栄養素をムダなく食べる方法

体への効果

美肌　美髪　骨・歯の強化　がん予防　貧血予防
アンチエイジング　ストレス解消　生活習慣病予防

皮膚や粘膜、毛髪を保護する
ビタミンB₂

- 皮膚を正常に保ち、口腔粘膜を保護する
- 細胞の新陳代謝を促し、肌、髪、爪を健康に保つ

カルシウムの吸収を促進
ビタミンD

- カルシウムの吸収と、骨への沈着を助ける

細胞を修復 アンチエイジング
ビタミンE

- 細胞を若く保ち、がんや動脈硬化、脳の老化などの症状を予防

女性にうれしい栄養素が豊富！

骨や歯を強くし、ストレスを解消
カルシウム

- 骨や歯を形成するための必須ミネラル
- 含有量は、イワシの約10倍
- 神経の働きに作用し、ストレスを解消

貧血予防に有効
鉄

- 赤血球を構成するヘモグロビンの主成分
- 貧血を予防

選び方

☑ 目が澄んでいる物、体にハリのある物がよい。
☑ お腹が割れていたり、内臓が出ている物は鮮度が悪いので避ける。

保存法

購入後すぐに食べ切れないときは、内臓を取り除いて流水できれいに洗い、冷蔵庫へ。2日ほど保存可能。小分けにして冷凍で2〜3週間保存もできる。

春の魚介類

スルメイカ

 生食　焼き物　 炒め物　煮物

皮ごと使って調理しましょう

Point 1
ダイエット食材
スルメイカやヤリイカ、ホタルイカなどは、いずれも高たんぱく・低脂肪・低カロリーなので、ダイエットにおすすめ。

Point 2
皮はそのまま
調理するときは、食べやすい大きさに切り、皮ごと調理すると、体内のコレステロールを減らすタウリンを逃がしにくい。

Point 3
ビタミン B_6 をプラス
しいたけや赤パプリカと一緒に食べるとタウリンの作用が増強され、疲労回復効果と動脈硬化予防を強力にサポート。

Recipe　イカのバターじょうゆ炒め

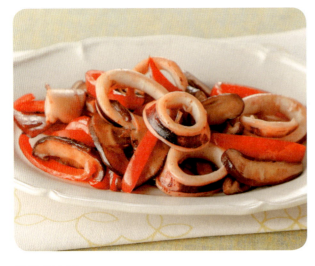

疲労を感じているときにおすすめしたいレシピです

材料（2人分）

スルメイカ（胴体） …… 160g	バター …………… 15g
しいたけ ………………… 3枚	酒 ……………… 大さじ1
赤パプリカ ……………… 80g	しょうゆ ……… 大さじ1/2
にんにく ………………… 少々	

作り方

① イカは皮ごと輪切りにする。

② しいたけは石突きを取って細く切る。赤パプリカは3cm長さの短冊切りにする。にんにくは薄切りにする。

③ フライパンににんにくと半量のバターを入れて熱し、香りが出たら、①を加えて炒める。

④ しいたけ、赤パプリカを加えて炒め、酒をふり入れてふたをし、1分ほど蒸し焼きにする。残りのバター、しょうゆを加えて炒め合わせる。

PART 1 春の栄養素をムダなく食べる方法

体への効果

アンチエイジング　**生活習慣病予防**　**むくみ解消**

豊富なタウリンが体を元気に

新陳代謝を促して糖尿病予防に
― 亜鉛 ―

- たんぱく質やDNAなど細胞の合成をサポートし、新陳代謝に不可欠な栄養素
- 血糖値を下げるインスリンの合成にも関わり、糖尿病予防に効果的

体の組織を作りエネルギー源に
― たんぱく質 ―

- 筋肉や血液、骨、歯、皮膚、毛髪などの組織を作るための主成分
- 血液中のコレステロールを低下させるアミノ酸、タウリンを多く含む

※タウリンは動脈硬化と高血圧の予防、肝機能の強化に効果がある

細胞の老化を防ぐ
― ビタミンE ―

- 細胞の老化を防ぎ、血管や皮膚を若く保つ

水分を調整し高血圧を予防
― カリウム ―

- 過剰なナトリウムの排出を促す
- 利尿作用があり、むくみを解消

選び方

- ☐ 目が黒くすんでいて、身に弾力と透明感のある物が新鮮。
- ☐ 胴体がふくらんでいてハリがある物を選ぶ。

保存法

下処理をしたらラップに包み、冷蔵で2〜3日、冷凍なら2〜3週間は保存可能。ワタはしょうゆ漬けにすると3〜4日は保存できる。

春の魚介類

アサリ

煮物 スープ

ビタミンCと一緒に食べて栄養効果をアップ

Point 1
鉄分＋ビタミンC
鉄分が豊富なので、ビタミンCが豊富な野菜と組み合わせると、鉄分の吸収率を高められる。

Point 2
汁ごと食べる
ビタミンB群とナイアシンは水溶性ビタミン。煮汁やスープに溶け出るので、汁ごと残さず食べる。

Point 3
佃煮もおすすめ
パスタ、酒蒸し、炊き込みご飯など、さまざまな料理に使えるが、佃煮では鉄の量が約3倍に凝縮される。

Recipe アサリと菜の花の蒸し煮

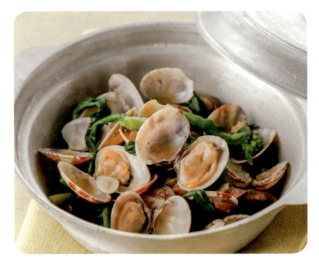

ビタミンCが豊富な菜の花は相性ぴったり

作り方

1. アサリは殻の表面をよく洗う。にんにくは薄切りにする。菜の花はふんわりとラップをして電子レンジで1分ほど加熱し、さっと水にさらし、しっかり水気を切って半分に切る。

2. フライパンにオリーブ油、にんにくを入れて熱し、香りが出たら、アサリを加えて炒める。酒を加えてふたをし、蒸し煮にする。

3. アサリの殻が開いたら、菜の花を加えて混ぜ、しょうゆ、こしょうで味を調える。

4. 片栗粉の倍量の水（分量外）で溶いた水溶き片栗粉を回し入れてとろみをつける。

材料（2人分）

アサリ（殻つき）……250g	酒……1/2強
にんにく……少々	しょうゆ……大1/2弱
菜の花……100g	こしょう……少々
オリーブ油……大さじ1/2	片栗粉……小さじ1

| 体への効果 | 美肌 | 美髪 | 貧血予防 | 骨の強化 | ダイエット |

ビタミンやミネラルのバランスがいい

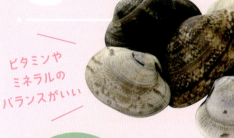

肌や髪を健やかに保つ
ビタミンB2

- 脂質やたんぱく質、糖質の代謝をサポート
- 細胞の再生とたんぱく質の合成を促進し、健康的な髪や肌、爪を保つ

貧血を予防・改善
ビタミンB12

- 赤血球を生成し、貧血の予防と改善に効果的
- 中枢神経の機能を正常に維持

エネルギー代謝を助ける
ナイアシン

- 体内のエネルギー代謝を促し、酵素を活性化させる
- 糖質や脂質のエネルギー代謝を助ける

骨の形成、脂肪燃焼効果
マグネシウム

- マグネシウムの含有量は、シジミの10倍
- 骨の形成に働き、糖質と脂肪の燃焼を促してやせやすい体質にする

貧血の予防と改善に
鉄

- 赤血球を構成するヘモグロビンの主成分
- 貧血を予防

選び方

- ☐ 殻が大きく、表面に少しぬめりがある物を選ぶ。
- ☐ 口がしっかりと閉じているほうが鮮度がよい。

保存法

2〜3日以内に食べない場合は、しっかりと砂抜きをした後、冷凍保存する。食べるときは自然解凍にせず、必ず凍ったまま調理すること。

PART 1　春の栄養素をムダなく食べる方法

春の魚介類

ハマグリ

生食　焼き物　煮物　スープ

うま味たっぷりの煮汁と一緒に召し上がれ

Point 1
ビタミンCの野菜と

カルシウムと鉄分、ミネラルが豊富。ビタミンCは鉄分の吸収を高めるので、効率よく鉄分を摂取できる。

Point 2
煮汁も一緒に

煮汁にはうま味成分のアミノ酸が凝縮されているので、汁も残さず食べる。

Recipe ハマグリと野菜のスープ仕立て

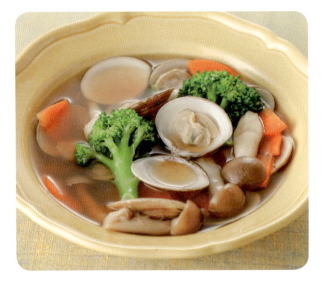

ビタミンCが豊富なブロッコリーを加えるところがポイントです

作り方

1. ハマグリは殻の表面をよく洗う。しめじはほぐし、にんじんは薄くいちょう切りにする。ブロッコリーは小房に分ける。
2. 鍋に水、ハマグリを入れて沸騰させる。ハマグリの殻が開いたら、取り出す。
3. ②ににんじん、ブロッコリー、しめじを入れて煮る。
4. 野菜が柔らかくなったら、ハマグリを戻し、しょうゆで味を調える。

材料（2人分）

ハマグリ（殻つき）	150g
しめじ	50g
にんじん	40g
ブロッコリー	40g
水	1と1/2カップ
しょうゆ	小さじ2

| 体への効果 | 美肌 | 美髪 | 貧血予防 | アンチエイジング |
| 冷え性改善 | 肩こり改善 |

女性にうれしい栄養素がたっぷり

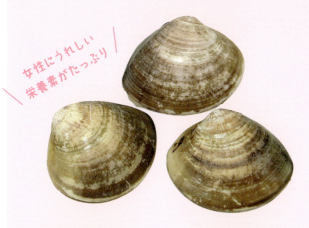

血管や肌の老化を防止
ビタミンE

- 血液の循環をよくして冷え性や肩こりの改善
- 細胞の新陳代謝を促して、肌に潤いやハリを与える

肌や髪、粘膜を健康に保つ
ビタミンB₂

- 細胞の再生や、たんぱく質の合成を促進
- 細胞の新陳代謝を促し、結構的な肌や髪、爪を保つ

睡眠障害の改善
ビタミンB₁₂

- 中枢神経や末端神経など、神経系の機能を正常にする

貧血の予防、改善
鉄

- 赤血球を構成するヘモグロビンの主成分
- 貧血を予防

選び方
- ☑ 重みがあり、殻の表面に溝がなく、光沢のある物がよい。
- ☑ 貝同士をぶつけたときに澄んだ音の出る物を選ぶ。

保存法
2〜3日以内に食べない場合は、しっかりと砂抜きをした後、冷凍保存する。食べるときは自然解凍せず、必ず凍ったまま調理すること。

PART 1 春の栄養素をムダなく食べる方法

春の魚介類

タコ

 生食　 炒め物

ビタミンCやクエン酸と一緒に食べましょう

Point 1
ビタミンCと一緒に
機能性アミノ酸のタウリンのほか、コラーゲンをたっぷり含む。ビタミンCの豊富な野菜と一緒に食べると、吸収、生成効果がアップ。

Point 2
クエン酸をプラス
米酢やバルサミコ酢、レモン汁などのクエン酸が、タウリンの吸収率を高めてくれるので、疲労回復効果が期待できる。

Recipe タコのカルパッチョサラダ仕立て

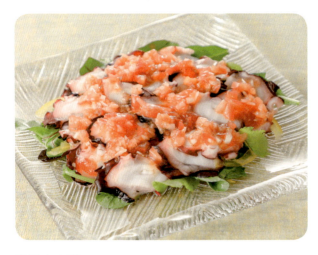

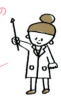

トマトとパプリカの
ビタミンCを
プラスして

材料（2人分）
タコ（刺身用）	150g
黄パプリカ	30g
トマト	60g
玉ねぎ	20g
A　ケチャップ	大さじ1
レモン汁・オリーブ油	各小さじ1
塩・こしょう	各少々
ベビーリーフ	30g

作り方
1. タコは薄くそぎ切りにする。黄パプリカはせん切りにする。
2. トマトは粗いみじん切りにし、玉ねぎはみじん切りにする。
3. ❷とAを合わせる。
4. ちぎったベビーリーフと黄パプリカを混ぜ合わせて器に盛る。タコを上にのせ、❸をかける。

体への効果

貧血予防　風邪予防　むくみ解消　生活習慣病予防

高たんぱく、低カロリーでダイエットにもおすすめ

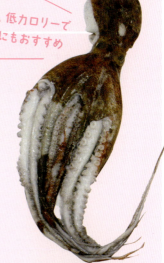

筋肉と血液、体を作る栄養素
たんぱく質
- すべての体の組織を構成する重要な主成分
- 代謝をサポート

神経機能を正常にする
ビタミンB₁₂
- 貧血を予防
- 中枢神経や末端神経など神経系の機能を正常にする

風邪予防 デトックス効果
亜鉛
- DNAなど遺伝子情報の伝達と複製に関わり、成長ホルモンの分泌を助ける
- 免疫力を向上し、風邪の予防を促す
- 生活習慣病を予防

高血圧の予防とむくみの解消
カリウム
- 過剰なナトリウムの排出を促す
- 利尿作用があり、むくみを解消

血圧と血糖値を下げる
タウリン
- アミノ酸の一種であるタウリンが豊富
- 血中のコレステロール値を減らし、血圧を下げる

選び方
- 生のタコなら、吸盤に手を当てたときに吸着力のある物が新鮮。
- ゆでダコは足がしっかり巻いていて、身に弾力のある物を選ぶ。

保存法
生のタコは鮮度落ちが早いので、早めに食べる。保存する場合は酒を少々ふって冷凍保存する。ゆでダコも2〜3日以内に食べないときは冷凍する。

PART 1　春の栄養素をムダなく食べる方法

春の果物

いちご

生食

> ヘタつきのまま洗えば、ビタミンCを逃しません。
> ヨーグルトと合わせると、便秘解消に効果的。

体への効果: 美肌 / 生活習慣病予防 / 貧血予防 / 冷え性改善 / むくみ解消 / 認知症予防 / 眼病予防

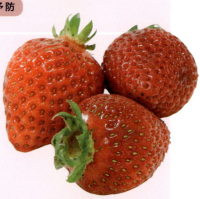

肌トラブルを改善
ビタミンC
- いちご8〜10粒（約140g）で、ビタミンCの1日の必要摂取量が摂れる
- コラーゲン生成に働き、シミ、そばかすなどの肌トラブルを改善

体内の水分量を調節
カリウム
- 過剰なナトリウムの排出を促す
- 利尿作用があり、むくみを解消

貧血、冷え性、認知症予防
葉酸
- 赤血球の生成を助け、貧血予防や冷え性の改善に
- 認知症や脳梗塞の予防にも効果的

目の病気と視力低下を防ぐ
アントシアニン
- 赤い色素成分のアントシアニンが、目の病気と視力低下を防ぐ

選び方
- ☑ 実にハリと光沢があり、赤い色が鮮やかな物がよい。
- ☑ ヘタの緑が濃く、みずみずしい物を選ぶ。

春の果物

オレンジ類

生食

PART 1 春の栄養素をムダなく食べる方法

> 房にある薄皮にも栄養素がたっぷり入っています。
> ジャムを作るときは薄皮も使って食物繊維をプラス。

体への効果　風邪予防　疲労回復　便秘改善　整腸作用

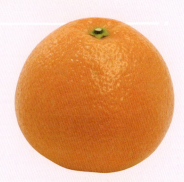

整腸作用で便秘を改善
ペクチン

- 房の袋の部分には、水溶性食物繊維のペクチンが豊富
- 整腸作用があり、便秘の改善に効果的

免疫力を高めて抵抗力をつける
ビタミンC

- 肌や髪の健康を守る
- 免疫力を高めて細菌やウイルスに対する抵抗力をつける

のどの症状をやわらげる
シネフィリン

- 気管支の筋肉をゆるめて呼吸をしやすくする作用がある
- 風邪を予防

疲労回復を早める
クエン酸

- 体内の酸性物質を減少させる効果のほか、酸性に傾いた体を調整して、疲労を回復する効果がある

選び方
- ☑ 皮にハリとつやがあり、濃い橙色の物をがよい。
- ☑ ヘタの部分が小さく、手に持ったときに重みがある物を選ぶ。

COLUMN ①

肉の栄養素

肉はたんぱく質の補給源になるばかりでなく、体に必要な必須アミノ酸をはじめ、ビタミンやミネラルもバランスよく含む優秀食材。体力作りや疲労回復、美容やダイエットの面でも、肉の栄養素はとても重要です。

牛肉

焼き物　炒め物　煮物

> 食物繊維やビタミンCと一緒に食べましょう。

Point 1
食物繊維と摂る

肉には食物繊維がほとんどないので、ごぼうなどの食物繊維が豊富な食材と一緒に食べると腸内環境も良好に。

Point 2
ビタミンCと摂る

牛肉の鉄分を効果的に摂りたいときは、ビタミンCの多いじゃがいも、ブロッコリーなどと合わせる。

Recipe 牛肉とごぼうのすき焼き煮

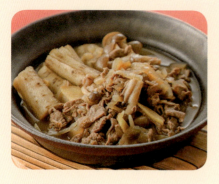

材料（2人分）

牛もも肉 …… 140g	A しょうゆ …… 大さじ1
玉ねぎ …… 100g	みりん …… 大さじ1/2
しめじ …… 60g	砂糖 …… 小さじ1
しょうが …… 少々	だし汁 …… 1カップ強
ごぼう …… 80g	八角 …… 少々

作り方

① 牛肉はひと口大に切り、玉ねぎは薄く切る。しめじはほぐす。しょうがは薄く切る。

② ごぼうは皮をこすり洗いし、ふんわりとラップして電子レンジで40秒〜1分ほど加熱する。めん棒などでたたいて、3cm幅に切る。

③ 鍋にA、玉ねぎ、しめじ、ごぼう、しょうがを加えて熱し、沸騰したら牛肉を加えて混ぜながら煮る。

④ 弱火にして、汁気がなくなるまで煮る。

体への効果	疲労回復	貧血予防	生活習慣病予防
	冷え性改善	肩こり改善	

体の組織を作る
――――
たんぱく質

- 牛肉のたんぱく質は必須アミノ酸のバランスが抜群によい
- 筋肉や血液、骨、歯、皮膚、毛髪など体の組織を作る主要な成分
- 体内でエネルギー源となる
- 疲労を回復し、免疫力がアップ

貧血の予防、改善
――――
鉄

- 牛肉に含まれるヘム鉄は、野菜に比べ吸収率が5～6倍も高い
- 赤血球を構成するヘモグロビンの主成分
- 全身の細胞に酸素と栄養を届ける
- 貧血を予防・改善

亜鉛と鉄分は豚、鶏肉より豊富

免疫力アップ、新陳代謝を促す
――――
亜鉛

- 免疫力の向上
- 味覚を正常に保つ
- 生活習慣病を予防

冷えや血行不良を予防
――――
ナイアシン

- アルコールの分解を助ける
- 血液の循環をよくし、冷え性、肩こりを改善

貧血の予防、神経機能を正常に
――――
ビタミン B_{12}

- 赤血球の生成を助け、体の成長を促す
- 貧血の予防と改善
- 中枢神経や末端神経など神経の機能を正常に保つ

選び方

- ☐ 肉の色が鮮やかな紅色でつやがあり、脂身は白色か乳白色の物を選ぶ。
- ☐ 霜降りは脂身がこまかく、多いほど肉質がよい。

保存法

冷蔵庫での保存期間はスライスで3日、ブロック肉で5日ほど。庫内温度を5度以下に保ち、できればチルド室で保存を。冷凍保存は使いやすい分量に小分けしておくと便利。

豚肉

焼き物　炒め物　煮物

> 焼いて食べるのが一番おすすめ。

Point 1
香味野菜をプラス
にんにくやしょうが、ねぎ類に含まれる硫化アリルがビタミンB_1の吸収率を10倍に高め、疲労回復効果をアップ。

Point 2
焼いて食べる
豚肉はゆでるとビタミンB_1が流れ出てしまうので、しゃぶしゃぶよりも炒め物や焼く調理がおすすめ。

体への効果: 疲労回復／生活習慣病予防／美肌／美髪／貧血予防

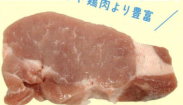

ビタミンB_1が牛や鶏肉より豊富

体の組織を作る　たんぱく質
- 筋肉や血液、骨、歯、皮膚、毛髪など、体の組織を作る主成分
- 体内でエネルギー源となる
- 疲労を回復し、免疫力をアップ
- 代謝をサポート

免疫力アップ、新陳代謝を促す　亜鉛
- 免疫力の向上
- 生活習慣病を予防

疲労回復、糖の代謝を助ける　ビタミンB_1
- 糖質の代謝を助けて、エネルギーを作り出す
- 疲労回復に役立つ

皮膚や粘膜、毛髪を保護　ビタミンB_2
- 細胞の再生やたんぱく質の合成を促進
- 肌や髪、爪の健康を保持

貧血の予防、神経機能を正常化　ビタミンB_{12}
- 赤血球の生成を助け、体の成長を促す
- 貧血の予防と改善

選び方
☐ 淡いピンク色で、肉と脂身の境目がはっきりしている物を選ぶ。

保存法
冷蔵保存は2〜3日。冷凍は小分けでラップに包み、フリーザーパックで保存。

鶏肉

炒め物　煮物　スープ

> ビタミンCやクエン酸をプラスで栄養価アップ。

Point 1
ビタミンCと一緒に

ブロッコリーやほうれん草と合わせると、ビタミンCが鶏肉に含まれるコラーゲンの合成を促進し、美容効果を発揮。

Point 2
クエン酸をプラス

レモンと合わせると、クエン酸がエネルギー代謝を促進し、たんぱく質や亜鉛の強壮効果で体力増強に。

Point 3
酢で吸収率アップ

骨つき肉はお酢と一緒に煮るとカルシウムやコラーゲンが煮汁に溶け出し、栄養素の吸収率が格段とアップ。

体への効果：疲労回復　眼病予防　美肌　美髪　冷え性改善　肩こり改善　ストレス解消

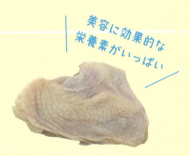

美容に効果的な栄養素がいっぱい

体の組織を作る
―――
たんぱく質

- 筋肉や血液、骨、歯、皮膚、毛髪など体の組織を作る主成分
- 体内でエネルギー源となる
- 疲労を回復し、免疫をアップ
- 代謝をサポートする

皮膚や粘膜、毛髪を保護する
―――
ビタミンB_2

- 細胞の再生とたんぱく質の合成を促進
- 肌や髪、爪の健康を保持

冷えと血行不良を予防
―――
ナイアシン

- アルコールの分解を助ける
- 血液の循環をよくし、冷え性、肩こりを改善

代謝アップ、ストレスに対抗
―――
パントテン酸

- ストレスに対抗
- たんぱく質、糖質、脂質の代謝に必要

選び方
☑ ピンク色で光沢があり、皮の毛穴がボツボツと盛り上がっている物を選ぶ。

保存法
水分が多く傷みが早いので、すぐに使い切る。小分けに冷凍して保存を。

Recipe 豚肉と野菜のマーボー風

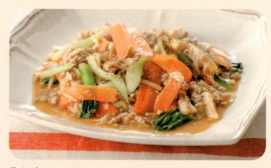

材料（2人分）
- チンゲン菜 …………………… 100g
- にんじん ……………………… 60g
- えのきだけ …………………… 80g
- A
  - みそ ……………………… 大さじ1
  - 豆板醤 …… 小さじ1/2弱（好みで）
  - 中華スープの素（顆粒） ……………………… 小さじ1/2
  - 水 ………………………… 1/2カップ
  - 片栗粉 …………………… 小さじ1
- にんにく・しょうが（みじん切り） ……………………………… 各少々
- ごま油 ………………………… 大さじ1/2
- 豚ひき肉（赤身） …………… 140g
- 長ねぎ（小口切り） ………… 40g
- 山椒 …………………………… 少々

作り方
1. チンゲン菜は軸の部分はそぎ切りにし、葉の部分はざく切りにする。にんじんは短冊切りにする。えのきだけは石づきを取って半分に切る。Aを混ぜ合わせる。
2. フライパンににんにく、しょうが、ごま油を入れて熱し、香りが出たら豚ひき肉を加えて炒める。
3. 肉の色が変わったら、長ねぎ、にんじん、えのきだけ、チンゲン菜の軸の順に加えて炒める。
4. 全体に火が通ったら、Aを回し入れ、とろみがつくまで炒め合わせる。チンゲン菜の葉を加え、しんなりするまで炒め合わせて器に盛り、山椒をふる。

Recipe 鶏肉と野菜のポトフ

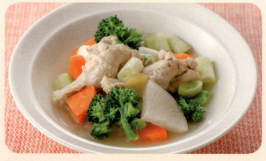

材料（2人分）
- 大根 …………………………… 100g
- にんじん ……………………… 50g
- 長ねぎ ………………………… 80g
- しょうが ……………………… 少々
- ブロッコリー ………………… 60g
- 鶏手羽元 ……………………… 4本
- 水 ……………………………… 3カップ強
- 塩・こしょう ………………… 各少々

作り方
1. 大根とにんじんは皮ごと1cm厚さのイチョウ切りにする。長ねぎはぶつ切りにし、しょうがは薄く切る。ブロッコリーは小房に分け、電子レンジで1分弱加熱し、冷ます。
2. 鍋に、鶏肉、しょうが、水を入れて熱し、沸騰して、出てきたアクを取り、大根、にんじん、長ねぎを加え、弱火にして20～30分ほど煮込む。
3. ブロッコリーを加え、1分ほど煮て、塩、こしょうで味を調える。

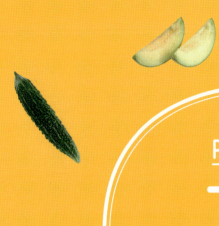

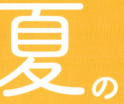

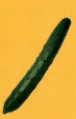

PART 2
夏の栄養素をムダなく食べる方法

SUMMER

夏野菜は水分が多く、暑さでほてった体を冷やしてくれます。また、紫外線でダメージを受けている肌の調子を整えます。

夏の野菜

トマト

生食 炒め物 煮物 スープ

「皮はむかずに油で加熱」がベストです

Point 1
丸ごと食べる
皮つきのまま丸ごと食べるほうが、皮に多く含まれるリコピンや不溶性食物繊維などの栄養素をムダなく摂取できる。

Point 2
油を使って加熱
リコピンは油に溶ける性質を持つので、油と一緒に食べると吸収されやすくなる。さらに加熱すると吸収率が倍増。

Point 3
ビタミンEを一緒に
ビタミンEを多く含むごまやアーモンドなどと組み合わせると、赤い色素成分であるリコピンの栄養効果がアップ。

Recipe 鶏肉のトマト煮

\ トマト＋トマト缶で栄養素たっぷりのトマトレシピになります /

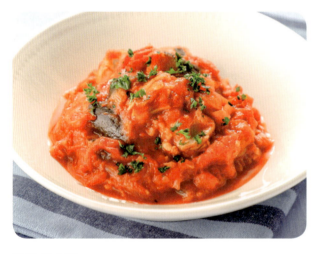

作り方

① 鶏肉はひと口大に切る。玉ねぎは薄切りにし、トマトはざく切りにする。なすは乱切りにし、にんにくはみじん切りにする。

② 鍋にオリーブ油、にんにくを入れて熱し、香りが出たら、鶏肉を加えて炒める。

③ 鶏肉の表面の色が変わったら、玉ねぎを加えて炒め、玉ねぎが透き通ってきたら、なすを加えて炒め合わせる。

④ トマト缶、トマト、コンソメを加えてフツフツしたら弱火にし、15〜20分ほど煮込む。時々混ぜ合わせ、最後に塩、こしょうで味を調えて器に盛る。細かく刻んだパセリをふる。

材料（2人分）

鶏もも肉（皮なし）……160g	オリーブ油……小さじ2
玉ねぎ……100g	カットトマト缶……200g
トマト……200g	コンソメ……小さじ1/2
なす……80g	塩・こしょう……各少々
にんにく……少々	パセリ……少々

体への効果

がん予防　眼病予防　美肌　風邪予防　アンチエイジング　冷え性改善　肩こり改善　貧血予防　認知症予防

美容と健康に効果的な栄養素がいっぱい！

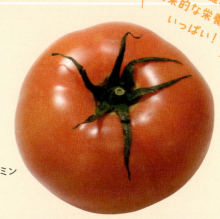

がん予防、目の健康維持
β-カロテン（ビタミンA）
- 皮膚や粘膜を守る
- 目の健康に欠かせない脂溶性ビタミン
- 細胞の老化を抑える
- がんを予防

美肌、風邪予防
ビタミンC
- コラーゲンを生成して血管や肌を健康に保つ
- 免疫力を高め、風邪を予防

血管や皮膚、細胞を若く保つ
ビタミンE
- 細胞を若返らせ、老化を抑制
- 血液の循環をよくして冷え性と肩こりを改善

貧血予防、認知症予防
葉酸
- 赤血球の生成を助け、貧血予防に効果的
- 認知症を予防

選び方
- [ ] ヘタがみずみずしく、表面にハリとつやがあり、重みがある物が新鮮。
- [ ] 角ばった物よりも丸みがあるほうが比較的、糖度の高い物が多い。

保存法
ポリ袋に入れて冷蔵庫で保存。たくさん手に入ったときは、水煮やトマトソースにして冷凍保存がおすすめ。すぐに調理に使えてとっても便利。

PART 2　夏の栄養素をムダなく食べる方法

夏の野菜

ゴーヤ

 炒め物   和え物   スープ

油で炒めれば、ビタミンCを逃がしません

Point 1
手早く加熱

ゴーヤのビタミンCは加熱しても壊れにくいが、手早く調理する。苦み成分は油と相性がよく、食べやすくなる。

Point 2
下ごしらえは直前に

苦味が苦手な人は、塩もみしてさっと熱湯に通すか直火であぶる。ビタミンCは水溶性なので、下ごしらえは直前に。

Point 3
ビタミンEをプラス

オリーブ油、ツナ缶はビタミンEを含むので、一緒に食べるとビタミンCとの相乗効果でアンチエイジングに。

Recipe 炒めゴーヤのツナサラダ

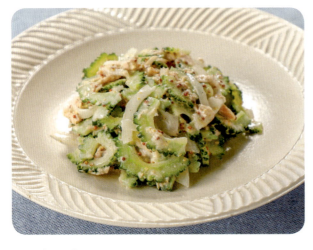

> 炒めるときは
> オリーブ油を使うのが
> ポイントです

材料（2人分）
- ゴーヤ ……………… 100g
- 玉ねぎ ……………… 50g
- A
  - マヨネーズ ……… 小さじ1
  - 粒マスタード …… 大さじ1/2
  - レモン汁 ………… 小さじ1
- オリーブ油 ………… 小さじ1
- 塩・こしょう ……… 各少々
- ツナ缶（油漬け）………… 40g

作り方

1. ゴーヤは種とワタを取って薄切りにする。玉ねぎも薄切りにし、さっと水にさらして水気をしぼる。Aは混ぜ合わせる。

2. フライパンにオリーブ油を入れて熱し、ゴーヤを加えて炒める。透き通る程度まで炒め、塩、こしょうをふる。

3. 油を切ったツナ缶、玉ねぎ、❷を混ぜる。Aを加えて和え、こしょうをふる。

体への効果

がん予防 / 風邪予防 / 冷え性改善 / 肩こり改善 / 美肌 / アンチエイジング / 骨の強化 / むくみ解消

美肌、がん予防 — ビタミンC

- ピーマンと並ぶほどの含有量
- コラーゲンを生成して血管や肌を健康に保つ
- 免疫力を高め、風邪予防、がん予防に効果的
- 細胞の老化を抑える
- がんを予防

新陳代謝を促し細胞を若く保つ — ビタミンE

- 血管と細胞の老化を防ぐ
- 新陳代謝を促して、肌に潤いやハリを与える
- 血液の流れをよくして、冷え性や肩こりを改善

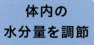

苦み成分には食欲増進の効果もある。

骨を強くする — ビタミンK

- カルシウムの吸収を促し、骨粗しょう症を予防
- 骨の健康維持に不可欠

体内の水分量を調節 — カリウム

- 過剰なナトリウムの排出を促す
- 苦み成分との相乗効果で、老廃物を排出
- 利尿作用があり、むくみを解消

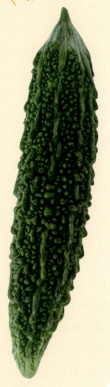

選び方

- ☑ イボが密集していて、しっかりしたハリと弾力のある物がよい。
- ☑ 皮の緑色が濃いほうが味がよいとされるが、苦みもやや強くなる。

保存法

ゴーヤは種とワタの部分から傷むので、保存するときは種とワタをきれいに取り除き、水気をよくふき取って新聞紙に包んで冷蔵庫へ。

PART 2 夏の栄養素をムダなく食べる方法

夏の野菜

ピーマン・パプリカ

生食 炒め物

オリーブ油を使った炒め物がベスト

Point 1
油との相性がバツグン
豊富に含まれるビタミンA、Eは脂溶性なので、油と一緒に調理すると効率よく吸収され、ビタミンCの損失が少ない。

Point 2
オリーブ油で調理
ビタミンEを多く含むオリーブ油を使うと、ビタミンCの効果がアップする。

Point 3
たんぱく質で美肌効果
豚肉、鶏肉などのたんぱく質とピーマン、パプリカのビタミンCの組み合わせで、より美肌効果が期待できる。

Recipe ピーマンとパプリカの塩きんぴら

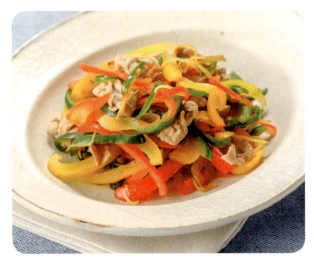

ピーマンとパプリカに豚肉を加えて美容効果をプラス♪

材料（2人分）
- 豚もも肉（薄切り）……… 40g
- しょうが ………………… 少々
- ピーマン ………………… 30g
- 赤・黄パプリカ ………… 各50g
- オリーブ油 ……………… 小さじ1
- みりん …………………… 大さじ1/2
- 塩 ………………………… 少々

作り方
1. 豚肉は小さく切り、しょうがはせん切りにする。ピーマン、赤パプリカ、黄パプリカは細切りにする。
2. フライパンにしょうが、オリーブ油を入れて熱し、香りが出たら、豚肉を加えて炒める。
3. 豚肉に火が通ったら、豚肉以外の❶を入れて炒め合わせ、野菜がしんなりとしたら、みりん、塩で味を調える。

体への効果

美肌　風邪予防　疲労回復　がん予防
生活習慣病予防　アンチエイジング　認知症予防

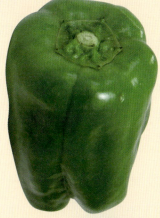

美容と健康に不可欠
ビタミンC

豊富なビタミンCが体を元気に

- ピーマンより赤パプリカのほうが、含有量は2倍多く、ビタミンCの量は野菜の中でもトップクラス
- コラーゲンを生成して血管や肌を健康に保つ
- 細胞の老化を抑える
- 免疫力を高め、疲労回復、風邪予防、がん予防に効果的

皮膚や粘膜を健康に保つ
β-カロテン（ビタミンA）

- 赤パプリカはピーマンよりβ-カロテンが豊富
- 皮膚や粘膜を守る
- がんを予防、生活習慣病を予防

細胞を修復 老化を防止
ビタミンE

- 血管や肌、細胞を若々しく保つ
- ダメージを受けた細胞を修復
- 血液の流れをよくする

高血圧を予防
カリウム

- 赤血球の生成を助け、貧血を予防
- 認知症を予防

選び方

- ☑ 肉厚でしわがなく、皮につやとハリのある物がよい。
- ☑ ヘタの部分から傷む。ヘタの周辺がより鮮やかな緑色の物が新鮮。

保存法

ピーマンは水気に弱いので、表面の水分はていねいにふき取り、ポリ袋などに入れて冷蔵庫の野菜室へ。約1週間は新鮮な状態を保つことができる。

夏の野菜

きゅうり

 生食　 和え物

皮ごと乳酸菌と一緒に食べると栄養満点

Point 1
乳酸菌と一緒に
ヨーグルトなど乳酸菌を含む食品のほか、にんにくなどの香味野菜と組み合わせると疲労回復に効果を発揮。

Point 2
皮も食べる
皮に含まれる苦み成分のククルビタシンに腫瘍を壊す因子が含まれているので、がんを抑制する効果も。

Point 3
ヨーグルトと一緒に
きゅうり、ヨーグルトの相乗効果で、一緒に食べると美容効果がアップ。

 Recipe きゅうりのヨーグルトサラダ

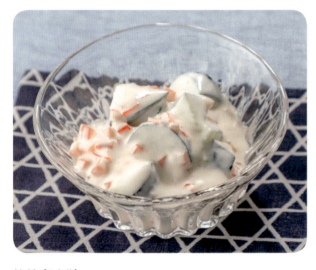

美容にも健康にもおすすめ。ぬか漬けも栄養価が豊富で◎

作り方
1. きゅうりは乱切りにし、赤パプリカは粗くみじん切りにする。
2. ヨーグルトににんにく、オリーブ油を加えて混ぜる。
3. ①を加えて和え、塩、こしょうで味を調える。

材料（2人分）
- きゅうり ……………………… 1本
- 赤パプリカ ………………… 30g
- ギリシャヨーグルト（プレーン） ……………………………… 1個
- おろしにんにく ………… 少々
- オリーブ油 ………… 大さじ1/2
- 塩・こしょう ………… 各少々

体への効果

美肌 / 疲労回復 / 風邪予防 / がん予防 / むくみ解消 / 生活習慣病予防 / 骨の強化 / 貧血予防

PART 2 夏の栄養素をムダなく食べる方法

むくみや夏のだるさを解消！

美肌、がん予防
ビタミンC
- コラーゲンを生成して血管や肌を健康に保つ
- 免疫力を高め、疲労回復、風邪予防、がん予防に効果的

骨を丈夫にする
ビタミンK
- カルシウムの骨への沈着を助ける
- 骨粗しょう症を予防

利尿作用でむくみを改善
カリウム
- 利尿作用があり、むくみを解消
- 体の水分量やミネラル濃度を調節する
- 生活習慣病を予防

貧血を予防
銅
- 鉄分の吸収を助ける
- 貧血を予防
- コラーゲンや毛髪の色素を生成

選び方
- 緑色が濃く、皮にハリとつやのある物がよい。
- 表面のトゲが立ち、触るとチクチクするくらいの物が新鮮。

保存法
水気をふき取り、ポリ袋に入れて野菜室で保存。このとき1本ずつをキッチンペーパーで包む、または、ヘタを上にして立てて保存すると鮮度が長持ち。

夏の野菜

なす

 炒め物　 揚げ物

皮つきのまま、油を使った料理にしましょう

Point 1
皮ごと調理
皮に含まれる色素成分のナスニンは、ポリフェノールの一種。細胞の老化とがん予防の働きがあり、皮ごと調理がおすすめ。

Point 2
油と一緒に食べる
ナスは油との相性がよい野菜。油で揚げたり炒めたりすることで甘みが増し、夏場のスタミナ強化に役立つ。

Point 3
アクにも健康効果あり
アク成分のクロロゲン酸はポリフェノールの一種で、生活習慣病の予防に効果的。水でさらしすぎないことが大切。

Recipe 揚げなすのくるみみそ和え

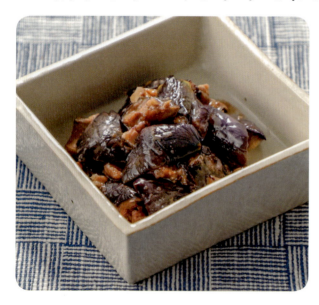

揚げなすにすれば、なすの栄養素を丸ごと食べられます

作り方
① なすは乱切りにし、180℃の油で揚げる。
② くるみは粗くつぶし、みそとみりんを混ぜる。
③ ①を②で和える。

材料（2人分）
なす……………………2個
揚げ油…………………適量
くるみ・みそ・みりん
　………………各小さじ2

体への効果: 骨の強化 / 貧血予防 / 妊婦 / むくみ解消 / 便秘改善 / 整腸作用

体内の熱を外に出してくれる夏野菜の代表格

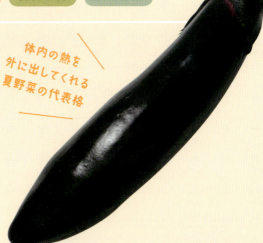

骨を強くする
ビタミンK
- カルシウムの骨への沈着を助ける
- 骨粗しょう症予防に役立つ

貧血予防、妊娠中に不可欠
葉酸
- 赤血球を作る
- 貧血予防、妊娠中、授乳中に不可欠
- 成長に必要なたんぱく質を合成

体の熱を逃がす
カリウム
- 体の水分量を調節し、体の熱を逃がす
- 利尿作用があり、むくみを解消

腸の活動を促し便秘を改善
食物繊維
- 腸の活動を促す
- 便秘の予防と改善に効果的

選び方
- [ ] 皮が濃い紫色で、つやとハリがある物がよい。
- [ ] ヘタがしっかりしていて、尖っている物が新鮮。

保存法
冷気に弱いのが特徴。冷気に当たるとしぼんだり、種のまわりが茶色く変色しがち。新聞紙やキッチンペーパーで包み、ポリ袋などに入れて野菜室で保存。

夏の野菜

かぼちゃ

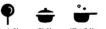 炒め物　煮物　揚げ物　和え物　スープ

> 皮つきのまま、油を使った調理法がおすすめ

Point 1
皮つきのまま調理
β-カロテン、ビタミンC、ビタミンEをたっぷり含むビタミンの宝庫。ビタミンを逃さず食べるために、皮ごと使う。

Point 2
油と一緒に摂取
脂溶性のβ-カロテンを多く含むので、油で調理すると吸収率がアップ。ほかの油料理と一緒に食べるだけでも効果的。

Point 3
種にも栄養あり
種にもビタミンやミネラルが豊富。煎ったり、電子レンジやトースターなどで乾燥・ローストして食べてもOK。

Recipe　かぼちゃの粒マスタード和え

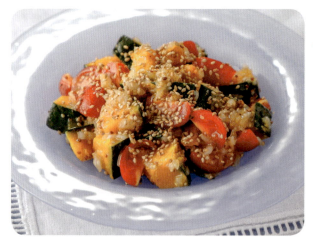

> オリーブ油と和えて
> β-カロテンの吸収率を
> アップします

材料（2人分）
- かぼちゃ …………… 120g
- 玉ねぎ ……………… 50g
- ミニトマト ………… 4個
- A
  - オリーブ油 …… 大さじ1/2
  - 酢・粒マスタード …… 各大さじ1/2
- 塩・こしょう ……… 各少々
- 白ごま ……………… 小さじ1

作り方
1. かぼちゃは種を取り、2cm角に切る。耐熱容器に入れてふんわりとラップし、電子レンジで1分半〜2分加熱する。
2. 玉ねぎはみじんに切りしてさっと水にさらし、水気を切る。ミニトマトはヘタを取り、4等分に切る。
3. ①と②を混ぜ、さらに混ぜ合わせたAで和え、塩、こしょうをする。
4. 器に盛り、白ごまをふる。

体への効果	がん予防	眼病予防	美肌	風邪予防	冷え性改善
	肩こり改善	むくみ解消	アンチエイジング		

PART 2 夏の栄養素をムダなく食べる方法

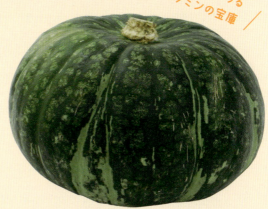

免疫力を高める
ビタミンの宝庫

がん予防、目の粘膜を強化
β-カロテン（ビタミンA）

- 皮膚や粘膜を守る
- 目の健康に欠かせない脂溶性のビタミン
- 細胞の老化を抑える
- がんを予防

美肌、風邪予防
ビタミンC

- コラーゲンを生成して血管や肌を健康に保つ
- 免疫力を高め、風邪を予防

新陳代謝を促し細胞を若く保つ
ビタミンE

- 新陳代謝を促して肌に潤いやハリを与える
- 血液の流れをよくして冷え性や肩こりを改善

体内の水分量を調整
カリウム

- 過剰なナトリウムの排出を促す
- 利尿作用があり、むくみを解消

選び方
- ☑ 重みがあり、ヘタの切り口がコルクのように乾いていると完熟のサイン。
- ☑ 果肉の色が濃く、ワタの部分が乾いていない物を選ぶ。

保存法
種とワタの部分から傷むので、種とワタをきれいに取り除いてからラップに包み、野菜室で保存。

夏の野菜

オクラ

 焼き物　 炒め物　 煮物　和え物

ネバネバ食材と組み合わせて栄養価アップ

Point 1
炒めて吸収アップ
オクラをにんにくとオイルで炒めて和え物に。ビタミンCの損失を防ぎ、脂溶性のβ-カロテン、ビタミンEの吸収も促進。

Point 2
ネバネバで保護
同じネバネバ成分を持つ長いものほか、納豆、なめこなどと組み合わせることで胃の粘膜を保護する働きを強力にサポート。

Point 3
うぶ毛を取る
表面にうぶ毛が残っていると口あたりが悪くなるので、塩をふってまな板の上でころがす「板ずり」などで下ごしらえを。

Recipe 焼きオクラとたたき山いもの和え物

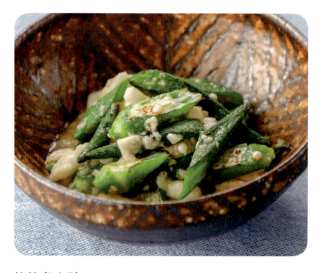

> ネバネバ食材の山いもをプラスして胃粘膜を保護します

作り方

① オクラはヘタとガクを取り、表面に塩（分量外）をすり込み、流水でうぶ毛を取るように洗う。水気を取って斜め切りにする。にんにくはみじん切りにする。

② フライパンににんにく、オリーブ油を入れて熱し、オクラを加えて炒める。弱火にしてふたをし、1分半ほど蒸し焼きにする。

③ 山いもは皮をむき、袋に入れてめん棒などでたたく。

④ ②と③を混ぜ、混ぜ合わせたAで和える。

材料（2人分）

オクラ	80g
にんにく	少々
オリーブ油	小さじ1
山いも	80g
A　ポン酢しょうゆ	小さじ2
柚子こしょう	小さじ1/4（好みで）

体への効果

がん予防 / 整腸作用 / 美肌 / 美髪 / 眼病予防 / 貧血予防 / 妊婦 / 生活習慣病予防

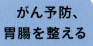

胃腸が弱りがちな夏におすすめ！

がん予防、胃腸を整える
食物繊維

- 水溶性、不溶性ともに食物繊維が豊富
- ネバネバの成分はムチン、ペクチンなどの水溶性の食物繊維

※ ムチンは粘膜を保護する働きを持つ

肌や髪、目を健康に保つ
β-カロテン（ビタミンA）

- 皮膚や粘膜を守る
- 目の健康に欠かせない脂溶性のビタミン
- がんを予防、生活習慣病を予防

血管や皮膚、細胞を若く保つ
ビタミンE

- 血管や皮膚、細胞の老化を防ぐ
- 新陳代謝を促して、肌に潤いとハリを与える

妊娠、授乳中に不可欠
葉酸

- 赤血球を作り、貧血を予防
- 妊娠中、授乳中に不可欠な栄養素
- 成長に必要なたんぱく質を合成するのに欠かせない

選び方
- ☐ 大きすぎると硬い物が多いので、7〜8cmサイズがおすすめ。
- ☐ 柔らかいうぶ毛がこまかく、全体を覆っている物を選ぶ。

保存法
乾燥に弱いので、ラップに包んで冷蔵庫で保存。すぐに食べないときは、うぶ毛を取って、固めに塩ゆでし、粗熱が取れたら密閉袋に入れて冷凍庫へ。

PART 2　夏の栄養素をムダなく食べる方法

夏の野菜

レタス

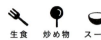
生食　炒め物　スープ

油を使った加熱調理で食べましょう

Point 1
加熱調理で食べやすく
レタスは加熱すると甘みが増し、かさが減るので、生食よりもたくさんの量を食べられる。

Point 2
油で炒めて効果アップ
β-カロテンやビタミンEなどの脂溶性ビタミンは、油で炒めると栄養素を逃さず吸収できる。

Point 3
組み合わせて相乗効果
レタスの淡泊な味わいを生かして緑黄色野菜のほか、たんぱく質を含む食材と組み合わせると栄養価がアップ。

Recipe レタスの炒り卵

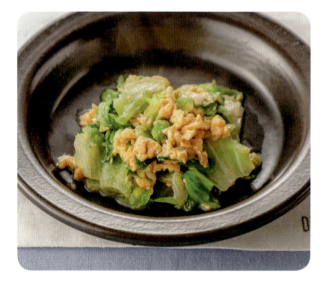

卵を組み合わせて
たんぱく質を
プラス

作り方

❶ レタスは手でちぎる。卵は割りほぐして豆乳と混ぜる。

❷ フライパンに半量のサラダ油を入れ、❶の卵液を入れて半熟になるまで炒め、取り出す。

❸ 同じフライパンに残りのサラダ油を入れてレタスを炒める。ややしんなりしたら、❷を戻し入れ、炒め合わせる。最後に塩、こしょうで味を調える。

材料（2人分）

レタス ……………… 150g	サラダ油 …………… 小さじ2
卵 …………………… 2個	塩・こしょう ……… 各少々
無調整豆乳 ………… 大さじ2	

体への効果

美肌　眼病予防　がん予防　アンチエイジング
骨の強化　貧血予防　妊婦

\ アンチエイジングの強い味方!! /

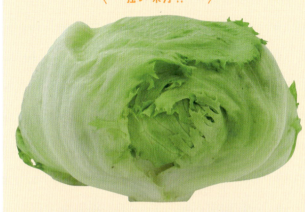

がん予防、目を健康に保つ
β-カロテン（ビタミンA）

- 皮膚や粘膜を守る
- 目の健康に欠かせない脂溶性のビタミン
- 細胞の老化を抑える
- がんを予防

新陳代謝を促し細胞を若く保つ
ビタミンE

- 血管と細胞を若く保つ

骨を強くする
ビタミンK

- カルシウムの骨への沈着を助ける
- 骨粗しょう症を予防

貧血予防、妊娠中に不可欠
葉酸

- 正常な赤血球を作り、貧血を予防
- 妊娠中、授乳中に不可欠
- 成長に必要なたんぱく質を合成

選び方
- ☑ 葉の巻きがふんわりゆるく、ほどよく重みのある物を選ぶ。
- ☑ 芯の切り口が白く、葉がみずみずしい物が新鮮。

保存法
乾燥に弱いので、湿らせたキッチンペーパーを芯の部分に当てポリ袋へ入れて野菜室へ。外葉は取っておき、使いかけのレタスをくるむと鮮度が長く保てる。

夏の野菜

枝豆

焼き物

焼くことで、栄養素ロスをカバーできます

Point 1
焼いて食べる

ビタミンB₁、ビタミンC、葉酸、カリウムが豊富。水に溶け出やすい栄養素ばかりなので、焼くことで損失を最小限に。

Point 2
肝臓を守る働き

枝豆のたんぱく質には肝臓や胃を守る働きがあるため、「ビールと枝豆」は理にかなった組み合わせ。

Point 3
アルコールを分解

枝豆のメチオニンにはビタミンB₁とともにアルコール分解を助ける働きがある。アルコールによる体のダメージを減らせる。

Recipe 焼き枝豆

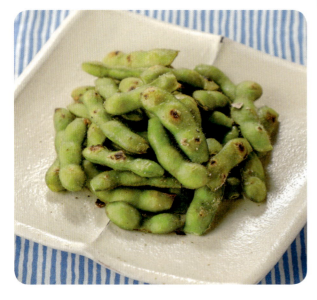

おつまみに欠かせない枝豆は、ゆでるよりも焼いて食べるのが正解

作り方
1. 枝豆は表面をよく洗い、両サイドのヘタをはさみで切り落とし、塩をふる。
2. フライパンに薄くサラダ油をひいて熱し、①を並べてふたをし、中火で5分ほど蒸し焼きにする。

材料（2人分）
枝豆（さやつき） ………… 150g
塩 ……………………… 小さじ1/2
サラダ油 ………………………… 少々

体への効果

疲労回復　美肌　風邪予防　むくみ解消　整腸作用　便秘改善

健康にも美容にも
お酒にもぴったり

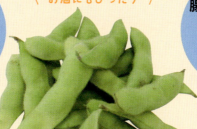

血行を促進、体の組織を作る
たんぱく質
- 体の組織を作る
- 肝臓や胃を守る働きがある
- 代謝をサポート

腸の活動を促し便秘を改善
食物繊維
- 不溶性食物繊維が豊富
- 腸の活動を促す
- 便秘の予防と改善に効果的

疲労回復、糖質を代謝する
ビタミンB₁
- 糖質の代謝を助けて、エネルギーを作り出す
- 疲労回復に役立つ
- 肝臓でアルコール分解を助ける

美肌、風邪予防
ビタミンE
- コラーゲンを生成して血管や肌を健康に保つ
- 免疫力を高め、風邪を予防

体内の水分量を調整
カリウム
- 利尿作用があり、むくみを解消
- 過剰なナトリウムの排出を促す

PART 2　夏の栄養素をムダなく食べる方法

選び方
- ☐ ネット包装よりも枝つきの物のほうが鮮度を保てる。
- ☐ 鮮やかな緑色で、さやにほどよいふくらみのある物を選ぶ。

保存法
収穫後はどんどん栄養が失われるので、すぐに冷凍するのがよい。生の枝豆を保存袋に入れ、中の空気を抜いて密閉し、冷凍庫に入れる。

夏の野菜

とうもろこし

●●● 焼き物

焼くひと手間で、ビタミンを逃さない

Point 1
焼いて食べる

水溶性のビタミンB群を含むので、ゆでずに焼いてビタミンの損失をカバー。焼いた香ばしさも味のアクセントに。

Point 2
卵で栄養素を補う

とうもろこしのたんぱく質は必須アミノ酸リジンの含有量が少ない。リジンの多い卵と組み合わせると栄養を補える。

Point 3
胚芽を残さず摂る

芯から粒を外すときにつけ根が残ってしまいがち。この部分は最も栄養豊富な胚芽なので、残さず摂る。

Recipe ●●● 焼きとうもろこしのコールスロー

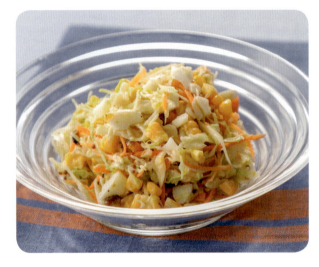

卵のたんぱく質を加えて作るのがポイント

作り方

① とうもろこしは網で焼き、包丁で身をそぐ。

② キャベツ、にんじんはせん切りにする。軽く塩（分量外）もみして水気をしぼる。ゆで卵は粗くみじん切りにする。

③ ①と②を混ぜ合わせたAで和え、塩、こしょうで味を調える。

材料（2人分）

- とうもろこし ………… 1/2本
- キャベツ ……………… 100g
- にんじん ……………… 20g
- ゆで卵 ………………… 1個
- A｜マヨネーズ・粒マスタード ………… 各大さじ1/2
- 塩・こしょう ………… 各少々

体への効果: 疲労回復 / 美肌 / 美髪 / 貧血予防 / むくみ解消

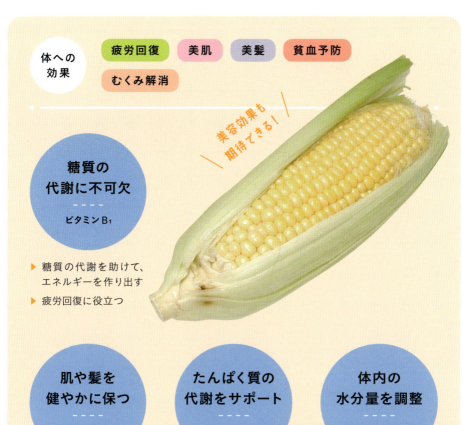

美容効果も期待できる！

糖質の代謝に不可欠
ビタミンB₁

- 糖質の代謝を助けて、エネルギーを作り出す
- 疲労回復に役立つ

肌や髪を健やかに保つ
ビタミンB₂

- たんぱく質の合成に関わり、皮膚や髪を健康に保つ
- 細胞の新陳代謝を促す

たんぱく質の代謝をサポート
ビタミンB₆

- たんぱく質の分解、再合成に不可欠
- 皮膚炎予防に効果的
- 貧血を予防

体内の水分量を調整
カリウム

- 過剰なナトリウムの排出を促す
- 利尿作用があり、むくみを解消

選び方
- ひげの分量が多く、茶色が濃いほど成熟度が高く、実も甘い。
- 包葉（ほうよう）が鮮やかな緑色をしている物が新鮮。

保存法
生のまま保存する場合は、皮とひげを取らずに湿らせた新聞紙で包み、密閉袋に入れて先端を上にした状態で野菜室へ。なるべく早めに食べ切る。

夏の魚介類

アジ

生食 焼き物 炒め物

小麦粉で栄養素を閉じ込めて、焼きましょう

Point 1
小麦粉で閉じ込める
小麦粉をまぶしてから焼くと、アジの栄養素を逃がさずに調理できる。

Point 2
サラダ仕立て
玉ねぎ、にんじん、水菜などビタミンの豊富な野菜と一緒に摂れるレシピなら、より健康効果が高まる。

Point 3
カレー粉で減塩
塩を使わずカレー粉で風味づけすれば、減塩にもつながり、より生活習慣病の予防効果が期待できる。

Recipe アジのソテー サラダ仕立て

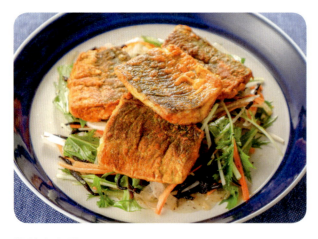

小麦粉とカレー粉を混ぜて焼けば、栄養素も味わいも◎

材料（2人分）
アジ	2尾
おろししょうが	少々
玉ねぎ	40g
にんじん	20g
水菜	30g
干しひじき	3g
小麦粉	適量
カレー粉	適量
サラダ油	小さじ2
A ポン酢しょうゆ	小さじ2
ごま油	小さじ1/2

作り方
① アジは3枚におろし、骨を取る。1人分が4切れになるように切り分け、しょうがをまぶす。

② 玉ねぎは薄切りにし、にんじんはせん切りにする。水菜は3cm幅に切る。干しひじきは戻し、水気をしぼる。

③ 小麦粉とカレー粉を合わせたものを①の表面に薄くつける。フライパンにサラダ油をひいて熱し、アジを焼く。

④ ②とAを混ぜ合わせて器に盛り、③を上にのせる。

体への効果

風邪予防 / 疲労回復 / 美肌 / 美髪 / 生活習慣病予防 / むくみ解消

体の組織を作る —— たんぱく質
- さまざまなアミノ酸の結合体
- アミノ酸の一種のタウリンが豊富
- 免疫力を上げて、風邪予防、疲労回復
- タウリンとEPAの相乗効果で血圧を正常化

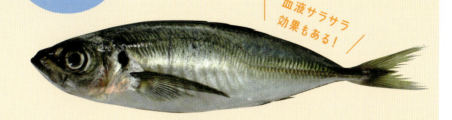

血液サラサラ効果もある！

疲労回復、糖質の代謝を促す —— ビタミンB₁
- 糖質の代謝を助けて、エネルギーを作り出す
- 疲労回復に役立つ

皮膚や粘膜、毛髪を保護する —— ビタミンB₂
- 細胞の再生やたんぱく質の合成を促進
- 健康な肌や髪、爪を保つ
- 生活習慣病を予防

体内の水分量を調節 —— カリウム
- 過剰なナトリウムの排出を促す
- 利尿作用があり、むくみを解消

選び方
- ☑ 目が黒く澄み、腹が黄金色で盛り上がっている物を選ぶ。
- ☑ エラが鮮やかな紅色で、ヒレがピンと張っている物がよい。

保存法
内臓を取り除き、流水でよく洗った後きれいに水分をふき取ってからポリ袋などに入れ、冷蔵庫で保存。

PART 2　夏の栄養素をムダなく食べる方法

夏の魚介類

イワシ

 生食　 煮物

皮つきのまま、刺身や蒸し物でいただきましょう

Point 1
蒸して皮ごと食べる
新鮮であれば刺身がおすすめ。さっと蒸しても栄養素の損失を防げる。どちらにせよ皮ごと食べることが大切。

Point 2
DHA、EPAを生かす
DHAやEPAの不飽和脂肪酸には、トマト、にんじん、オクラなど、β-カロテンが豊富な食材を合わせるとよい。

Point 3
梅干しを有効利用
梅干しは、魚の臭みを抑えるだけでなく、クエン酸が鉄とカルシウムの吸収を助ける優れもの。

Recipe イワシの野菜蒸し トマト梅おろしがけ

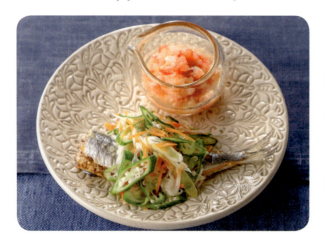

梅干しをプラスしておいしくて栄養素たっぷりの料理に

作り方
① イワシは頭と内臓を取り除いてよく洗い、水気を取る。
② にんじん、長ねぎ、しょうがはせん切りにする。オクラはヘタとガクを取り、斜め薄切りにする。
③ トマトは粗みじんに切り、大根は皮ごとおろす。梅干しは種を取ってたたき、みりんと合わせ、トマト、大根と混ぜ合わせる。
④ 耐熱容器に①と混ぜ合わせた②を入れて酒をふりかけ、ふんわりとラップして電子レンジで1〜2分加熱する。器に盛り、③を添える。

材料（2人分）
イワシ	2尾
にんじん	20g
長ねぎ	40g
しょうが	少々
オクラ	40g

A	
トマト・大根	各60g
梅干し	15g
みりん	小さじ1
酒	大さじ1

体への効果

- 美肌
- 美髪
- がん予防
- 認知症予防
- 骨・歯の強化
- 貧血予防
- 生活習慣病予防

PART 2 夏の栄養素をムダなく食べる方法

肌や髪を保護する
ビタミンA

- たんぱく質の合成に関わり、皮膚を正常に保つ
- 細胞の新陳代謝を促す
- がんを予防
- 生活習慣病を予防

がんの予防、脳の発達に
DHA・EPA

- 生活習慣病を予防
- DHAは脳の発達に有効で認知症を予防
- EPAは血液をサラサラにして固まるのを防ぐ

骨を強くする栄養素がたっぷり

カルシウムの吸収を高める
ビタミンD

- カルシウムの吸収を高め骨への沈着を助ける

強い骨や歯を作る
カルシウム

- 骨や歯を作る必須ミネラル
- 骨と歯を丈夫にする
- 骨粗しょう症を予防

貧血の予防と改善に役立つ
鉄

- 赤血球を構成する成分、ヘモグロビンの主成分
- ヘモグロビンが全身の細胞に酸素と栄養を届ける
- 貧血を予防

選び方

- ☐ ウロコが青く光り、きれいにたくさんついている物が新鮮。
- ☐ 目が黒く澄み、全体に厚みと丸みがあり、太っている物を選ぶ。

保存法

内臓が特に傷みやすいので、まず内臓を取り除き、流水でよく洗った後、水気をしっかりふき取る。ラップで1尾ずつ包んで冷凍庫で保存。

夏の魚介類

ウナギ

焼き物

> 長いもと一緒に食べるのがおすすめです

Point 1
ビタミンの宝庫

脂溶性ビタミンのA、E、水溶性ビタミンのB_1、B_2の摂取に優れている。とくにビタミンAが突出して多い。

Point 2
ネバネバ食材を足す

ウナギは脂肪が多いので、脂質の代謝を助けるムチンを含む長いもをとろろにしてかけると、栄養バランスが整う。

Point 3
肝も食べるとよい

ウナギの肝には身の部分よりもビタミンAが多く含まれるので、お吸い物や肝焼きなどで積極的に食べるとよい。

Recipe ウナギの混ぜご飯 とろろがけ

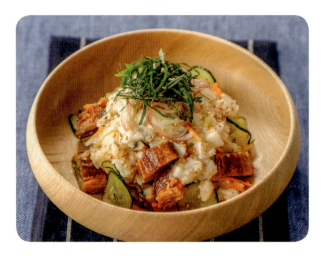

> ビタミンが豊富で夏バテ回復メニューです

材料（2人分）

きゅうり・にんじん……各20g	山いも……………………80g
塩……………………………少々	めんつゆ（ストレート）
みょうが…………………2個	……………………………大さじ1
大葉………………………5枚	ご飯……………………300g
ウナギ…………………100g	白ごま…………………小さじ2

作り方

① きゅうりは小口に切り、にんじんはせん切りにする。塩を軽くふり、水気をしぼる。

② みょうが、大葉はせん切りにする。ウナギはひと口大に切る。

③ 山いもは皮をむき、袋に入れてめん棒などでたたき、めんつゆと合わせる。

④ ご飯に①と白ごまを加えて混ぜる。器に盛り、ウナギと③をのせて、みょうがと大葉をのせる。

体への効果

- 眼病予防
- がん予防
- 疲労回復
- 骨・歯の強化
- アンチエイジング
- 生活習慣病予防

目の健康維持に
ビタミンA

- 蒲焼き1人前で、1日の必要量の3.5倍を摂取
- 身の部分よりも、肝に多く含まれる
- 粘膜を守り、目の健康を保つ
- がんを予防
- 生活習慣病を予防

スタミナのある体作りに最適

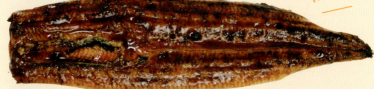

疲労回復、糖質の代謝を促す
ビタミンB_1

- 糖質の代謝を助けて、エネルギーを作り出す
- 疲労回復に役立つ

カルシウムの吸収を高める
ビタミンD

- カルシウムの吸収を高め、骨への沈着を助ける
- 骨や歯を丈夫にする

新陳代謝を促進、アンチエイジング
ビタミンE

- 血管や細胞の老化を防ぐ
- 新陳代謝を促して肌に潤いやハリを与える
- 血液の流れをよくする

選び方

- ☑ 蒲焼きや白焼きを購入するときは、ふっくらと身が厚い物を選ぶ。
- ☑ 焼き色や焦げ目をチェックして、焼きすぎていない物がよい。

保存法

すぐに食べないときは、ラップに包んで密閉し、冷蔵庫に入れて2〜3日中に食べる。

夏の果物

ぶどう

生食

栄養は皮の近くに多いので、皮ごと食べましょう。ジュースやスムージーも、皮ごと使います。

体への効果　疲労回復　眼病予防　むくみ解消　生活習慣病予防　美肌　アンチエイジング

エネルギー源になる、疲労回復を早める

果糖・ぶどう糖

- ▶ 脳や神経、筋肉に送られ、エネルギー源になる
- ▶ たんぱく質合成を助け、質のよい筋肉を増やす
- ▶ 脳の活動を高め、精神安定に働くホルモンを作る

目の健康を守る、アンチエイジング

アントシアニン

- ▶ 目を守り視力の回復に役立つ
- ▶ 美肌を作り、老化を防止
- ▶ 血圧を安定

利尿作用でむくみを解消

カリウム

- ▶ 体の水分量やミネラル濃度を調節する
- ▶ 利尿作用があり、むくみを解消
- ▶ 高血圧を予防

選び方
- ☑ 実がしっかりと張り、実の表面に白い粉がふいている物がよい。
- ☑ 実のつき方が密で、軸を持ち上げても粒が落ちない物を選ぶ。

夏の果物

すいか

生食

冷やすほど甘みが増すのでよく冷やしましょう。
シャーベットにするのもおすすめです。

PART 2 夏の栄養素をムダなく食べる方法

体への効果　美肌　美髪　眼病予防　がん予防　風邪予防　むくみ解消　生活習慣病予防

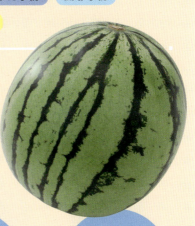

肌や髪、目を健康に保つ
― β-カロテン ―
- ▶ 皮膚や粘膜を守る
- ▶ 目の健康に欠かせない脂溶性のビタミン
- ▶ がんを予防

美容と健康に不可欠
― ビタミンC ―
- ▶ コラーゲンを生成して血管や肌を健康に保つ
- ▶ 免疫力を高め、風邪を予防

美肌、代謝アップ
― パントテン酸 ―
- ▶ たんぱく質、糖質、脂質の代謝に必要
- ▶ ビタミンCの働きを助ける
- ▶ 肌や髪を美しく保つ

利尿作用、むくみを解消
― カリウム ―
- ▶ 体の水分量やミネラル濃度を調節する
- ▶ 利尿作用があり、むくみを解消
- ▶ 高血圧を予防

選び方
- ☑ 皮の縞模様の境目がはっきりしている物ほど甘みが強い。
- ☑ カットされたすいかなら、実が赤く、みずみずしい物を選ぶ。

夏の果物

メロン

生食

常温で保存して追熟させ、食べる直前に冷やしましょう。食べごろを冷凍保存してもOKです。

体への効果: 疲労回復 / 美肌 / むくみ解消 / 風邪予防

消化吸収を助ける 血栓を予防
ククミシン
- たんぱく質を分解する酵素
- 消化吸収の促進に役立つ
- 血液の凝固を遅らせる働きがあり、血栓を予防
- 血圧の降圧作用、高血圧の緩和

利尿作用、むくみを解消
カリウム
- 体の水分量やミネラル濃度を調節する
- 過剰なナトリウムの排出を促す
- 利尿作用があり、むくみを解消

エネルギー源になる、疲労回復を早める
果糖・ぶどう糖
- 脳や神経、筋肉に送られ、エネルギー源になる
- たんぱく質合成を助け、質のよい筋肉を増やす
- 脳の活動を高め、精神安定に働くホルモンを作る

選び方
- ☑ マスクメロンは、網目が均一でこまかい方が、香りや甘みが強い。
- ☑ つるが細く、枯れている物を選ぶ。

夏の果物

もも

生食

> 皮の近くに、食物繊維、ポリフェノール類が多いです。
> 常温で追熟させ、食べる直前に冷やして皮ごと食べます。

PART 2 夏の栄養素をムダなく食べる方法

体への効果: 美肌 / 冷え性改善 / 肩こり改善 / むくみ解消 / 整腸作用 / 便秘改善 / 疲労回復

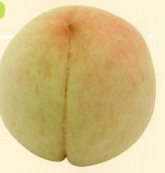

新陳代謝を促し細胞を若く保つ —— ビタミンE
- ▶ 血管や細胞の老化を防ぐ
- ▶ 新陳代謝を促して、肌に潤いやハリを与える
- ▶ 血液の循環をよくし、冷え性や肩こりを改善

疲労回復 スタミナ強化 —— アスパラギン酸
- ▶ エネルギー代謝を促す
- ▶ 神経や筋肉の疲労回復に効果を発揮
- ▶ スタミナを強化

利尿作用、むくみを解消 —— カリウム
- ▶ 体の水分量やミネラル濃度を調節する
- ▶ 過剰なナトリウムの排出を促す
- ▶ 利尿作用があり、むくみを解消

整腸作用、便秘改善 —— 食物繊維
- ▶ 水溶性のペクチンを含む食物繊維が豊富
- ▶ 腸の活動を促す
- ▶ 便秘の予防と改善に効果的

選び方
- ☑ ふっくらと丸みがあり、全体的に赤味が濃い物を選ぶ。
- ☑ 皮の赤い部分に白い斑点が出たら、ほどよく熟して食べごろ。

夏の果物

さくらんぼ

生食

味が落ちやすいので、購入したらすぐに食べましょう。常温で追熟させ、食べる直前に冷やして食べます。

体への効果　疲労回復　整腸作用　便秘改善　冷え性改善　むくみ解消

エネルギー源になる、疲労回復を早める
果糖・ぶどう糖

- 脳や神経、筋肉に送られ、エネルギー源になる
- たんぱく質合成を助け、質のよい筋肉を増やす
- 脳の活動を高め、精神安定に働くホルモンを作る

利尿作用、むくみを解消
カリウム

- 体の水分量やミネラル濃度を調節する
- 過剰なナトリウムの排出を促す
- 利尿作用があり、むくみを解消

腸の活動を促し便秘を改善
食物繊維

- 腸の活動を促す
- 便秘の予防と改善に効果的

選び方
- ☑ 鮮やかに赤く色づき、つやがあり、部分的に変色のない物を選ぶ。
- ☑ 柄の部分が鮮やかな緑色の物がよい。鮮度が落ちてくると茶色くなる。

夏の果物

なし

生食

> たんぱく質分解酵素があるので、肉料理のあとのデザートに食べるのがおすすめです。

PART 2 夏の栄養素をムダなく食べる方法

体への効果: 疲労回復 / むくみ解消 / 整腸作用 / 便秘改善

疲労回復 スタミナ強化
アスパラギン酸
- エネルギー代謝を促す
- 神経や筋肉の疲労回復に効果を発揮
- スタミナを強化

利尿作用、むくみを解消
カリウム
- 体の水分量やミネラル濃度を調節する
- 過剰なナトリウムの排出を促す
- 利尿作用があり、むくみを解消

整腸作用、便秘改善
食物繊維
- 食物繊維のリグニンと、ペントザンという成分を含む
- 上記2つの成分により、シャリシャリとした食感が生まれ、便秘改善に役立つ

選び方
- ☑ 軸がしっかりしていて、横に広がりぎみの形のほうが甘みが強い。
- ☑ 「二十世紀」などの青なし系の品種は、皮に透明感がある物を選ぶ。

夏の果物

びわ

生食

購入後は早めに食べましょう。食べ切れない場合はコンポートやジャムにするのがおすすめです。

体への効果: 眼病予防 / がん予防 / むくみ解消 / 整腸作用 / 便秘改善

がん予防、目の健康維持
―――
β-カロテン（ビタミンA）

- ▶ 含有量は果物の中でも群を抜いて多い
- ▶ 皮膚や粘膜を守り、目の健康に欠かせない
- ▶ 細胞の老化を抑える
- ▶ がんを予防

利尿作用、むくみを解消
―――
カリウム

- ▶ 体の水分量やミネラル濃度を調節する
- ▶ 過剰なナトリウムの排出を促す
- ▶ 利尿作用があり、むくみを解消

整腸作用、便秘改善
―――
食物繊維

- ▶ 水溶性と不溶性、両方の食物繊維を含む
- ▶ 腸の活動を促す
- ▶ 便秘の予防と改善に効果的

選び方
- ☑ ヘタがしっかりしていて、果皮にハリのある物がよい。
- ☑ 表面に密生しているうぶ毛と白い粉が新鮮さの目印。

夏の果物

いちじく

生食

食物繊維が豊富なので、便秘改善におすすめ。ワイン煮やジャムにしてもOKです。

PART 2 夏の栄養素をムダなく食べる方法

体への効果: 美肌 / むくみ解消 / 整腸作用 / 便秘改善

血管や皮膚、細胞を若く保つ
ビタミンE

- 血管や肌、細胞を若々しく保つ
- ダメージを受けた細胞を修復し、免疫力を高める
- 血液の循環をよくする

利尿作用、むくみを解消
カリウム

- 体の水分量やミネラル濃度を調節する
- 過剰なナトリウムの排出を促す
- 利尿作用があり、むくみを解消

整腸作用、便秘改善
食物繊維

- 水溶性食物繊維のペクチンが多く含まれ、腸の活動を促す
- 便秘の予防と改善に効果的

選び方
- ☑ 皮の赤味が濃く、よい香りが立っていることが完熟のサイン。
- ☑ 表面の皮にハリがあり、しぼんでいない物。傷のない物がよい。

COLUMN ②

卵・乳製品の栄養素

卵はビタミンCと食物繊維以外の栄養素をすべて含む完全栄養食品で、アミノ酸の配合も理想的。乳製品はたんぱく質やカルシウム摂取に最適です。

卵

生食　炒め物　煮物

> ビタミンC、B₂と組み合わせて栄養バランスをアップ。

Point 1 ビタミンCと摂る
卵に含まれないビタミンCを含むキャベツやほうれん草と組み合わせて、栄養素の不足を補う。

Point 2 ビタミンB₂と摂る
ニラなどのビタミンB₂が豊富な食材と一緒に摂ると、卵のたんぱく質の代謝を助ける。

体への効果
疲労回復 / 眼病予防 / がん予防 / 貧血予防 / 美肌 / アンチエイジング

卵には体を作る栄養素がたっぷり

体の組織を作る — たんぱく質
- 筋肉や血液、骨、歯、皮膚、毛髪など体の組織を作る主成分
- 体内でエネルギー源になる
- 疲労回復、免疫力アップ
- 8種類の必須アミノ酸をすべて含む

肌や髪を健やかに保つ — ビタミンB₂
- たんぱく質の合成に関わり、皮膚や髪を健康に保つ
- 細胞の新陳代謝を促す

皮膚や粘膜を健康に保つ — ビタミンA
- 皮膚や粘膜を守る
- 眼病を予防
- がんを予防

貧血の予防、神経機能を正常に — ビタミンB₁₂
- 貧血を予防
- 中枢神経や末端神経の神経機能を正常に

選び方
☑ 持ったときに重みがあり、光にかざすと中がうっすらと透ける物を選ぶ。

保存法
パックのまま冷蔵庫の振動が少ない場所で、尖ったほうを下に向けて保存。

牛乳

生食 / スープ

> カルシウムの吸収を高める ビタミンDと一緒に。

Point 1
ビタミンDと摂る
ビタミンDを含むちりめんじゃこやまいたけと合わせるとカルシウムの吸収率が高まる。

Point 2
ミネラル豊富な食材と
牛乳のたんぱく質のカゼインはミネラルと結びついて吸収率を高める。

体への効果: 疲労回復 / 骨・歯の強化 / 眼病予防 / がん予防 / 美肌 / 美髪 / アンチエイジング

飲むだけでカルシウムが摂取できる

体の組織を作る — たんぱく質
- 牛乳のたんぱく質のカゼインはミネラルと結びついて体内への吸収率を高める
- 筋肉や血液、骨、歯、皮膚、毛髪など体の組織を作る主成分
- 体内でエネルギー源になる
- 疲労回復、免疫力アップ

丈夫な骨や歯を作る — カルシウム
- 骨や歯を作る
- 強い骨を形成
- 骨粗しょう症を予防

皮膚や粘膜を健康に保つ — ビタミンA
- 皮膚や粘膜を守る
- 目の健康に欠かせない脂溶性ビタミン
- がんを予防

肌や髪を健やかに保つ — ビタミンB_2
- 細胞の再生やたんぱく質の合成を促進
- 細胞の代謝を促す
- 肌や髪、爪を健康に保つ

選び方
☑ パックに記載されている表示の一番上、「種類別名称」をチェックして、生乳100%の「牛乳」「成分無調整」と書かれている物を選ぶ。

保存法
冷蔵庫で保存し、開封後は2～3日で使い切る。臭いが移りやすいので、注ぎ口はクリップなどでしっかりと閉じて保存する。

チーズ

生食　焼き物

> カルシウムは牛乳の約6倍！
> 体の組織作りに。

Point 1
ビタミンDと摂る

ビタミンDを含む食材と一緒に摂ると、カルシウムの吸収率が高まり、骨への沈着をサポート。

Point 2
カリウムをプラス

豆類やアボカドなどに多く含まれるカリウムが、ナトリウムの排出を促進。

体への効果

- 疲労回復
- 骨・歯の強化
- 生活習慣病予防
- 眼病予防
- がん予防
- アンチエイジング

老化を抑える栄養素がいっぱい

体の組織を作る
たんぱく質

- 牛乳のたんぱく質のカゼインはミネラルの吸収率を高める
- 筋肉や血液、骨、歯、皮膚、毛髪など体の組織を作る主成分
- 体内でエネルギー源になる
- 疲労回復、免疫力アップ

丈夫な骨や歯を作る
カルシウム

- 骨や歯を作る
- 強い骨を形成
- 骨粗しょう症を予防

免疫力アップ、新陳代謝を促す
亜鉛

- たんぱく質の合成を促し、免疫力を向上
- 味覚を正常に保つ
- 生活習慣病を予防

皮膚や粘膜を健康に保つ
ビタミンA

- 皮膚や粘膜を守る
- 目の健康に欠かせない脂溶性ビタミン
- がんを予防

選び方

☑ 賞味期限を必ず確認して、製造日の新しい物を選ぶ。ハードタイプは乾燥によりひび割れているもの、色がくすんだ物は避ける。

保存法

臭い移りや乾燥を防ぐため、切り口をオーブンシートやラップで包み、ふたつき容器や保存袋に入れ、冷蔵庫で保存する。

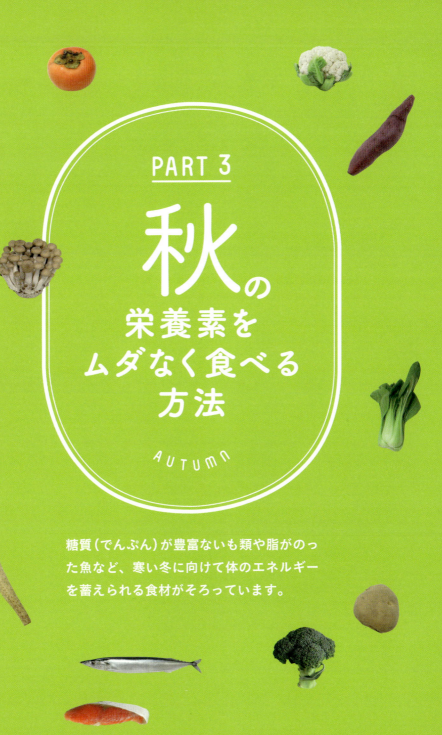

PART 3
秋の栄養素をムダなく食べる方法

AUTUMN

糖質（でんぷん）が豊富ないも類や脂がのった魚など、寒い冬に向けて体のエネルギーを蓄えられる食材がそろっています。

秋の野菜

大和いも・長いも

 生食   和え物

> とろろやたたきにすると栄養価が高まります

Point 1
消化がよくなる

でんぷん分解酵素のアミラーゼを多く含む。たたきにしたりすりおろすと酵素の働きが高まり、消化がさらによくなる。

Point 2
熱に弱いアミラーゼ

酵素の働きは高温で失われてしまうので、だしで伸ばしてとろろ汁などを作るときにも40℃を超えないようにする。

Point 3
β-カロテンと一緒に

ぬめり成分のムチンが胃粘膜を保護。β-カロテンの豊富なにんじんと合わせると、相乗効果がアップ。

 Recipe
たたき長いもとにんじんのカツオの山かけ

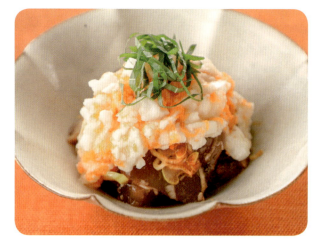

> にんじんを加えて胃を守るおかずにレベルアップ

作り方

① カツオは食べやすく切り、小口に切ったねぎと一緒にAに漬ける。

② 長いもは皮をむき、袋に入れてたたく。にんじんはおろす。長いもとにんじんを混ぜ合わせる。

③ 大葉はせん切りにする。

④ 器に①を盛り、②をのせてポン酢しょうゆをかけ、③をのせる。

材料（2人分）

カツオ ……… 120g	にんじん ……… 40g
小ねぎ ……… 20g	大葉 ……… 少々
A ｜ おろししょうが ……… 少々 　｜ しょうゆ ……… 大さじ1/2	ポン酢しょうゆ 　……… 小さじ2（好みで）
長いも ……… 100g	

体への効果

美肌　むくみ解消　疲労回復　整腸作用　便秘改善

別名は「山ウナギ」、滋養強壮に効果的

粘膜を保護、体力アップ
― ムチン ―

- ▶ 血糖値の改善に役立つ
- ▶ 粘膜を保護し、胃や腸内環境を整える
- ▶ 肝臓や腎臓の機能を高める

疲労回復、糖質の代謝を促す
― ビタミンB_1 ―

- ▶ 糖質の代謝を助けて、エネルギーを作る
- ▶ 疲労回復に役立つ
- ▶ 皮膚や粘膜の健康維持

体内の水分量を調節
― カリウム ―

- ▶ 過剰なナトリウムの排出を促す
- ▶ 利尿作用があり、むくみを解消

整腸作用、便秘改善
― 食物繊維 ―

- ▶ 水溶性、不溶性の食物繊維が腸内環境を整える
- ▶ 便秘の予防と改善に効果的

選び方
- ☑ 皮が薄くなめらかで傷がない物、ひげ根の少ない物を選ぶ。
- ☑ カットされた物なら、切り口が白く、みずみずしいほど新鮮。

保存法
乾燥を嫌うので、湿らせた新聞紙に包み、保存袋に入れて空気をしっかり抜き、冷暗所か冷蔵庫の野菜室で保存。

PART 3　秋の栄養素をムダなく食べる方法

秋の野菜

里いも

煮物　スープ

> 短時間でゆでて、たんぱく質と一緒に

Point 1
たんぱく質と一緒に

ぬめり成分のムチンが胃腸の消化を助け、豚肉のたんぱく質の吸収をスムーズにする。

Point 2
下ごしらえが必要

ぬめりで煮汁がねばり、味がしみ込みにくくなるので、塩でもみ、水からゆでるなどの下ごしらえが必要。

Point 3
火を通しすぎない

火を通しすぎるとぬめりが落ちるので、下ゆでをするときは短時間でゆで、出てきたぬめりを水で洗い流す程度に。

Recipe 里いものそぼろ煮

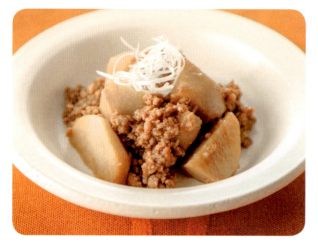

ぬめりを生かして肉類と一緒に調理するのが◎

作り方

① 里いもは皮をむき、食べやすい大きさに乱切りする。長ねぎは白髪に切る。

② 鍋にごま油を入れて熱し、ひき肉、しょうがを加えて炒める。ひき肉に火が通ったら、だし汁、A、里いもを加えて煮る。沸騰したら、弱火にし、落としぶたをして10分ほど煮る。

③ 里いもが柔らかくなったら、片栗粉の倍量の水（分量外）で溶いた水溶き片栗粉を加えてとろみをつける。

④ 器に盛り、白髪ねぎをのせる。

材料（2人分）

里いも	200g
長ねぎ	少々
ごま油	小さじ1
豚ひき肉	60g
おろししょうが	少々
だし汁	1カップ弱
A しょうゆ	小さじ2
みりん	大さじ1/2
砂糖	小さじ1
片栗粉	小さじ1

体への効果

貧血予防 / 冷え性改善 / 肩こり改善 / 便秘改善 / 生活習慣病予防 / むくみ解消 / 整腸作用

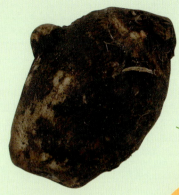

ぬめり成分で病気知らずに

たんぱく質の代謝をサポート
ビタミンB_6

- たんぱく質の分解、再合成に不可欠
- 皮膚炎の予防に効果的
- 貧血を予防

新陳代謝を促し細胞を若く保つ
ビタミンE

- 血管や細胞の老化を防ぐ
- 血液の循環をよくして冷え性や肩こりを改善
- 生活習慣病を予防

体内の水分量を調節
カリウム

- 過剰なナトリウムの排出を促す
- 利尿作用があり、むくみを解消

胃腸の機能を高める
食物繊維

- ぬめり成分のムチンとガラクタンは水溶性食物繊維で、免疫力を高める
- 胃粘膜を保護して消化促進
- 調を活性化して、便秘を改善

選び方
- ☑ 表面が乾いている物よりも、泥つきで皮がしっとりしている物がよい。
- ☑ 実が硬く、皮の縞模様がはっきり見えて、ひび割れがない物を選ぶ。

保存法
乾燥と低温に弱いので、泥がついていたら泥つきのまま新聞紙に包んで常温で保存。冷蔵庫で保存すると低温障害で傷んでしまうことがあるので注意。

秋の野菜

さつまいも

焼き物　炒め物　煮物

皮つきのままビタミンCを加えて効果をプラス！

Point 1
皮ごと使う

皮の赤紫色はアントシアニンでポリフェノールの一種。皮にはヤラピンという胃腸を助ける成分もある。

Point 2
ビタミンCを強化

さつまいものビタミンCは加熱しても壊れにくいのが特徴。ピーマンと組み合わせて、さらにビタミンCを強化。

Point 3
ビタミンEを追加

ビタミンC、ビタミンEを多く含む。ビタミンEの豊富なくるみを合わせて相乗効果で美容と健康を強力サポート。

Recipe　さつまいもと鶏肉の甘辛炒め

豊富なビタミンで美容にも健康にもおすすめです

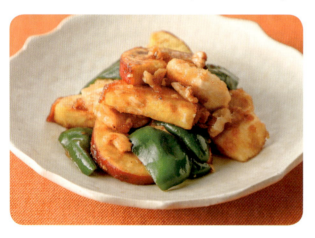

作り方

1. 鶏肉はそぎ切りにし、おろししょうがをまぶす。ピーマンは乱切りにする。さつまいもは皮つきのまま、半月に切り、ふんわりとラップをして、電子レンジで1分加熱する。
2. しょうがはみじん切りにする。Aは混ぜ合わせる。くるみは砕く。
3. フライパンにしょうが、サラダ油を入れて熱し、香りが出たら、片栗粉を薄くつけた鶏肉を炒める。鶏肉に火が通ったら、さつまいも、ピーマンを加えて炒め合わせる。
4. さつまいもが柔らかくなったら、Aを回し入れ、とろみがつくまで炒めて器に盛り、くるみを散らす。

材料（2人分）

鶏もも肉（皮なし）	120g
おろししょうが	少々
ピーマン	60g
さつまいも	100g
しょうが	少々
A しょうゆ	小さじ2
砂糖	小さじ1
酢	大さじ1
くるみ	10g
サラダ油	大さじ1/2
片栗粉	適量

PART 3 秋の栄養素をムダなく食べる方法

体への効果

疲労回復　美肌　風邪予防　むくみ解消　整腸作用　便秘改善

豊富な食物繊維が胃腸を健康にする

疲労回復、糖質の代謝を促す
ビタミンB_1
- 糖質の代謝を助けて、エネルギーを作る
- 疲労回復に役立つ

整腸作用、便秘改善
食物繊維
- 水溶性食物繊維のほうが比較的多く含まれる
- 腸を活性化して、便秘を改善

美肌、風邪予防
ビタミンC
- コラーゲンを生成して血管や肌を健康に保つ
- 免疫力を高め、風邪を予防

血管や皮膚、細胞を若く保つ
ビタミンE
- 血管や皮膚、細胞の老化を防ぐ
- 新陳代謝を促して肌に潤いやハリを与える

体内の水分量を調節
カリウム
- 過剰なナトリウムの排出を促す
- 利尿作用があり、むくみを解消

選び方
- ☑ 皮の色が鮮やかな赤紫色で全体に太く、ずっしりと重みのある物がよい。
- ☑ ひげ根がたくさん生えている物は繊維が多く、筋張っているので避ける。

保存法
寒さに弱く、温度が低すぎると低温障害を起こし、傷みが早くなるので冷蔵庫での保管は避ける。ひとつずつ新聞紙などに包んで冷暗所で常温保存を。

秋の野菜

じゃがいも

焼き物　炒め物　煮物　揚げ物

皮ごと使って、ゆでずに調理しましょう

Point 1
ゆでずに使う
でんぷんに守られているため加熱してもビタミンCの損失量は少ないが、ゆでずに焼くことで、さらに損失をカバー。

Point 2
皮ごと使う
皮には鉄分やカルシウムが豊富。皮の近くにはポリフェノールの一種、クロロゲン酸も多く、老化の抑制や抗がん作用に。

Point 3
ビタミンC・B_2を強化
トマトを組み合わせてビタミンCを、チーズでビタミンB_2をプラス。それぞれの相乗効果で美肌効果がアップ。

Recipe じゃがいものチーズ焼き

食材を上手に組み合わせて、栄養価をアップ

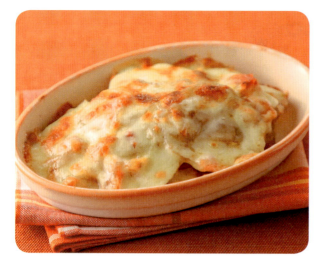

作り方

① じゃがいもは皮ごと芽をこそげ取り、薄く輪切りにする。玉ねぎは薄切りにし、トマトはざく切りにする。

② フライパンにサラダ油を入れて熱し、玉ねぎ、じゃがいもを炒める。玉ねぎ、じゃがいもが透き通ってきたら、トマトを加えて炒める。

③ コンソメ、こしょうをふり、水気がなくなるまで弱火でふたをし、蒸し焼きにする。

④ 耐熱容器に盛り、チーズをふり、温めたオーブントースターで5〜6分焼く。

材料（2人分）

じゃがいも……150g	コンソメ……小さじ1/2
玉ねぎ……50g	こしょう……少々
トマト……100g	ピザ用チーズ……40g
サラダ油……小さじ1	

PART 3 秋の栄養素をムダなく食べる方法

体への効果

- 貧血予防
- 美肌
- 風邪予防
- アンチエイジング
- むくみ解消

ビタミンCはりんごの約9倍

たんぱく質の代謝をサポート
ビタミンB₆

- ▶ たんぱく質の分解、再合成に不可欠
- ▶ 皮膚炎予防に効果的
- ▶ 貧血を予防

美肌、風邪予防
ビタミンC

- ▶ コラーゲンを生成して血管や肌を健康に保つ
- ▶ 免疫力を高め、風邪を予防
- ▶ アンチエイジングに役立つ

冷えや血行不良を予防
ナイアシン

- ▶ アルコールの分解を助ける
- ▶ アミノ酸の合成を助け、エネルギー代謝をサポート
- ▶ 血流をよくする

利尿作用、むくみを解消
カリウム

- ▶ 体の水分量やミネラル濃度を調節する
- ▶ 過剰なナトリウムの排出を促す
- ▶ 利尿作用があり、むくみを解消

選び方

- ☑ しっかりと硬く、皮が薄くて表面にハリがあり、シワがない物がよい。
- ☑ 皮が青緑色に変色していない物、芽が出ていない物を選ぶ。

保存法

紙袋や段ボール箱などに入れ、冷暗所で常温保存。長期保存する場合はりんごを一緒に入れると、りんごから発生するエチレンガスが発芽を抑えてくれる。

秋の野菜

玉ねぎ

生食　焼き物　炒め物　スープ

ビタミンB₁と一緒に召し上がれ

Point 1
水にさらしすぎない

辛み成分の硫化アリルは水に溶けやすい性質があり、水にさらしすぎると栄養素が失われてしまうので注意が必要。

Point 2
空気に触れさせる

切ったり刻んだあとに空気に触れると香り成分のアリシンが増加。加熱調理の場合は10分ほど放置してから使うとよい。

Point 3
ビタミンB₁と合わせる

硫化アリルは、豚肉に多く含まれるビタミンB₁の吸収を高める。両者は疲労回復に効果のある絶妙な組み合わせ。

Recipe 豚肉と玉ねぎのしょうがみそ炒め

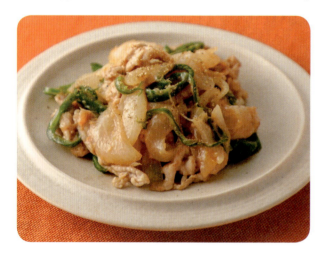

疲労を感じるときにおすすめのスタミナレシピ

作り方

1. 豚肉はひと口大に切る。玉ねぎは薄切りにし、ピーマンはせん切りにする。Aは混ぜ合わせる。
2. フライパンにサラダ油を入れて熱し、豚肉を炒める。
3. 豚肉の色が変わってきたら、玉ねぎを加えて炒める。玉ねぎが透き通り、しんなりとしたら、ピーマンを加えて炒める。
4. Aを回し入れ、とろみがつくまで炒め合わせる。器に盛り、山椒をふる。

材料（2人分）

豚もも肉（薄切り） 150g	みそ 大さじ1
玉ねぎ 200g	みりん 大さじ1
ピーマン 60g	片栗粉 小さじ1
A　おろししょうが 少々	サラダ油 小さじ2
酒 大さじ3	山椒 少々

体への効果	疲労回復	むくみ解消	生活習慣病予防
	整腸作用	便秘改善	

PART 3 秋の栄養素をムダなく食べる方法

辛み成分の硫化アリルは血液をサラサラに

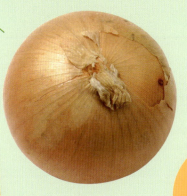

免疫力アップ、疲労回復
硫化アリル

- 殺菌作用、免疫増強作用がある
- ビタミンB₁の吸収を助け、疲労回復に効果的
- 血液が固まるのを防ぎ、血液をサラサラにする

体内の水分量を調節
カリウム

- 過剰なナトリウムの排出を促す
- 利尿作用があり、むくみを解消

整腸作用、便秘改善
食物繊維（オリゴ糖）

- 腸の活動を促す
- 便秘の改善に効果的

選び方
- ☑ 皮につやがあり、傷がない物を選ぶ。
- ☑ 表面が柔らかく浮いたようになっていたり、芽が出ている物は避ける。

保存法
湿気に弱いので、ネットに入れて風通しのよい冷暗所に吊るし、常温で保存。夏場は傷みやすいので、新聞紙やキッチンペーパーに包んで野菜室へ。

秋の野菜

きのこ類

焼き物　炒め物　揚げ物

ムダなく栄養が摂れる炒め物や揚げ物が◎

Point 1
免疫効果を高める

まいたけ、しめじには免疫力をサポートするβ-グルカンが含まれる。にんにくと合わせると、さらに効果が高まる。

Point 2
ビタミンCをプラス

ベビーリーフなど、ビタミンCの豊富な野菜との組み合わせで、さらに免疫力効果がアップする。

Point 3
炒め物や揚げ物が◎

グルカンは食物繊維の一種。水溶性なので、ムダなく摂るには汁の出ない炒め物や天ぷらなどの揚げ物がおすすめ。

Recipe きのこのガーリック炒め

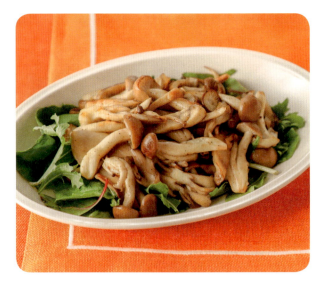

ビタミンCが豊富なベビーリーフと一緒に食べましょう

材料（2人分）
まいたけ・しめじ	各100g
にんにく	少々
オリーブ油	大さじ1/2
塩・こしょう	各少々
レモン汁	小さじ2
ベビーリーフ	30g

作り方
1. まいたけ、しめじはほぐす。にんにくはみじん切りにする。
2. フライパンににんにく、オリーブ油を入れて熱し、香りが出たら、まいたけ、しめじを加えて炒める。
3. まいたけ、しめじがしんなりとするまで炒め、塩、こしょうで味を調える。火を止めてレモン汁をふる。
4. 器にベビーリーフを盛り、❸をのせる。

PART 3 秋の栄養素をムダなく食べる方法

体への効果

疲労回復 / 骨・歯の強化 / むくみ解消 / がん予防 / 整腸作用 / 便秘改善

免疫力アップに欠かせない食材

疲労回復、体を正常に保つ
ビタミンB群

- ▶ 三大栄養素（脂質、たんぱく質、糖質）の代謝を高める
- ▶ 神経の働きを正常に保つ
- ▶ 疲労回復に役立つ

カルシウムの吸収を高める
ビタミンD

- ▶ きのこ類に多いビタミン
- ▶ カルシウムの吸収を高め、骨への沈着を助ける
- ▶ 骨や歯を丈夫にする

体内の水分量を調節
カリウム

- ▶ 過剰なナトリウムの排出を促す
- ▶ 利尿作用があり、むくみを解消

整腸作用、がん予防
食物繊維

- ▶ きのこ類は不溶性食物繊維のβ-グルカンを多く含む
- ▶ β-グルカンは免疫作用を高めがんを予防する
- ▶ 腸の活動を促し、便秘を改善

選び方

- ☐ かさはふっくらと厚みがあり、かさが開き切っていない物がよい。
- ☐ 軸が白く、しまっていてハリのある物を選ぶ。

保存法

その日に使い切るなら冷蔵保存、それ以外は洗わずに冷凍保存する。軸や石づきを落とし、小房に分けて保存袋へ入れ、密封して保存する。

秋の野菜

ブロッコリー

焼き物 炒め物 和え物 スープ

炒めてビタミンCを摂りましょう

Point 1
蒸し焼きにする

ビタミンCは水溶性なので、下ゆですると流れ出てしまいやすい。蒸し焼きにして、損失をガード。

Point 2
卵と組み合わせる

たんぱく質のほか、美容ビタミンのビタミンA、ビタミンB_2を含む卵を使って、美肌効果をアップ。

Point 3
茎も捨てずに使う

茎の部分は甘みがあるだけでなく、ビタミンC、ビタミンEやβ-カロテンがたっぷり。食物繊維の供給源にもなる。

Recipe 炒めブロッコリーの卵サラダ

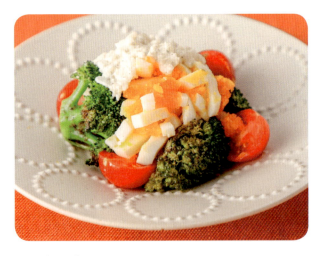

たんぱく質と豊富なビタミンCで、美容効果たっぷり

作り方

1. ブロッコリーは小房に分ける。ミニトマトはヘタを取り、4等分に切る。ゆで卵は、粗みじん切りにする。
2. 玉ねぎはみじん切りにし、さっと水にさらして水気をしぼり、Aと混ぜ合わせる。
3. フライパンにサラダ油を入れて熱し、ブロッコリーを炒める。白ワインをふり、ふたをして蒸し焼きにする。
4. 器に3とミニトマトを盛り、ゆで卵をのせ、2をかける。

材料（2人分）

ブロッコリー	120g
ミニトマト	4個
ゆで卵	1個
玉ねぎ	30g

A	
マヨネーズ	小さじ2
レモン汁	小さじ1/2
こしょう	少々
サラダ油	小さじ1
白ワイン	大さじ1

秋の栄養素をムダなく食べる方法

体への効果

疲労回復　美髪　美肌　風邪予防　冷え性改善　肩こり改善　整腸作用　便秘改善

栄養豊富な茎の部分も捨てずに食べよう

糖質の代謝を促す
ビタミンB₁

- 糖質の代謝を助けて、エネルギーを作る
- 疲労回復に役立つ

整腸作用、便秘改善
食物繊維

- 腸の活動を促す
- 便秘の改善

皮膚や粘膜、髪を保護
ビタミンB₂

- たんぱく質の合成に関わり、皮膚を正常に保つ
- 細胞の新陳代謝を促す

美肌、風邪予防
ビタミンC

- 含有量が多く、100gで1日分の必要量を摂取
- コラーゲンを生成して血管や肌を健康に保つ
- 免疫力を高め、風邪を予防

新陳代謝を促し細胞を若く保つ
ビタミンE

- 血管や細胞の老化を防ぐ
- 新陳代謝を促して肌に潤いやハリを与える
- 血液の循環をよくして冷え性や肩こりを改善

選び方

- ☑ つぼみが密集して緑色が濃く、つぼみの粒がこまかい物がよい。
- ☑ 茎に空洞がなく、密度がある物を選ぶ。

保存法

日が経つにつれてつぼみが開き、栄養素もどんどん減っていくので、購入後はすぐに食べ切る。保存する場合はポリ袋に入れ、茎を下にして冷蔵庫へ。

秋の野菜

カリフラワー

 炒め物　 和え物　 スープ

炒め調理で、ビタミンCを逃しません

Point 1
焼いて調理する

水溶性のビタミンCの流出をなるべく防ぐために、カリフラワーはゆでずに焼いて調理し、損失を最小限にする。

Point 2
たんぱく質も一緒に

ビタミンCは免疫力アップとストレス対抗に不可欠。肉類などたんぱく質と組み合わせて免疫力を強力にサポート。

Point 3
茎も上手に利用

カリフラワーは花蕾（からい）と呼ばれる中央の白い部分よりも、茎の部分に甘み成分が多いので、茎を上手に利用する。

Recipe　カリフラワーと牛肉のマスタード炒め

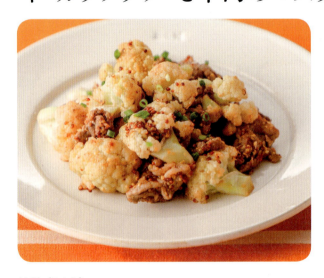

> 牛肉と炒めれば免疫力アップの最強おかずに！

作り方

① カリフラワーは食べやすい大きさに切り、ふんわりとラップして1分ほど電子レンジで加熱し、さっと水にさらして冷ます。牛肉はひと口大に切る。にんにくはみじん切りにする。

② フライパンににんにく、オリーブ油を入れて熱し、カリフラワーを加えて炒める。弱火にしてふたをし、1〜2分ほど蒸し焼きにする。

③ 牛肉を加えて炒め、肉に火が通ったらAを回し入れ、汁気がなくなるまで炒める。器に盛り、小ねぎを散らす。

材料（2人分）

カリフラワー	160g
牛もも肉	140g
にんにく	少々
小ねぎ（小口切り）	少々
オリーブ油	小さじ2
A 粒マスタード	大さじ2
しょうゆ	小さじ1
酢	小さじ2

体への効果

美肌　美髪　風邪予防　整腸作用
便秘改善　ストレス解消　むくみ解消

\ ビタミンCの量は みかんの2倍！ /

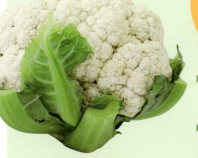

肌や髪を保護する
ビタミンB₂
- たんぱく質の合成に関わり、皮膚を正常に保つ
- 細胞の新陳代謝を促す

美肌、風邪予防
ビタミンC
- コラーゲンを生成して血管や肌を健康に保つ
- 免疫力を高め、風邪を予防

整腸作用、便秘改善
食物繊維
- 腸の活動を促す
- 便秘の改善

美肌、ストレスに対抗
パントテン酸
- たんぱく質、糖質、脂質の代謝に必要
- ビタミンCの働きを助ける
- 肌や髪を美しく保つ

体内の水分量を調節
カリウム
- 過剰なナトリウムの排出を促す
- 利尿作用があり、むくみを解消

選び方
- ☑ つぼみがこまかく密集していて、硬く閉じている物がよい。
- ☑ 花蕾は真っ白で、茎の切り口がみずみずしい物を選ぶ。

保存法
あまり日持ちしないので、なるべく早く食べ切るほうがよい。保存する場合は、乾燥しないようにポリ袋かラップに包み、茎を下に立てて冷蔵庫の野菜室へ。

PART 3　秋の栄養素をムダなく食べる方法

秋の野菜

チンゲン菜

炒め物

油で炒めれば、ビタミンの吸収率がアップ

Point 1
ビタミンDをプラス
カルシウムが豊富。ビタミンDの多いちりめんじゃこやきくらげと合わせることでカルシウムの吸収率が高まる。

Point 2
油と一緒に摂取
豊富に含まれるβ-カロテンは脂溶性のビタミン。吸収力をアップするには、油炒めがおすすめ。

Point 3
下ゆでの必要なし
チンゲン菜はアクが少なく、生のまま炒め物に利用できるので、調理による栄養素の損失が少ない。

Recipe チンゲン菜のじゃこ炒め

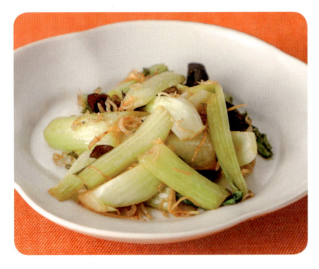

カルシウムの吸収を高めるためにじゃこときくらげを加えて

作り方
1. チンゲン菜は細切りにし、葉の部分はざく切りにする。きくらげは水で戻し、食べやすい大きさに切る。しょうがはせん切りにする。
2. フライパンにごま油、しょうが、ちりめんじゃこを入れて炒める。香りが出たら、チンゲン菜の軸の部分、きくらげを加えて炒める。
3. チンゲン菜がしんなりとしたら、酢、しょうゆで味を調え、チンゲン菜の葉の部分を加えて炒め合わせる。

材料（2人分）
- チンゲン菜 200g
- きくらげ 4g
- しょうが 少々
- ごま油 大さじ1/2
- ちりめんじゃこ 大さじ4
- 酢 大さじ1
- しょうゆ 小さじ1

体への効果

眼病予防 / がん予防 / 美肌 / 風邪予防 / 骨の強化 / むくみ解消 / 骨・歯の強化

PART 3 秋の栄養素をムダなく食べる方法

葉や茎に厚みがある物は甘みが強い！

がん予防、目の健康維持
β-カロテン（ビタミンA）

- 皮膚や粘膜を守る
- 目の健康に欠かせない脂溶性のビタミン
- 細胞の老化を抑える
- がんを予防

美肌、風邪予防
ビタミンC

- コラーゲンを生成して血管や肌を健康に保つ
- 免疫力を高め、風邪を予防

骨を強くする
ビタミンK

- カルシウムの吸収を促し、骨粗しょう症を予防
- 骨の健康維持に不可欠

体内の水分量を調節
カリウム

- 過剰なナトリウムの排出を促す
- 利尿作用があり、むくみを解消

丈夫な骨や歯を作る
カルシウム

- 強い骨や歯の形成に欠かせない
- 骨粗しょう症を予防

選び方
- ☑ 葉は濃い緑色、茎は薄緑色で葉が密集している物がよい。
- ☑ 茎に厚みがあり、葉は幅広く、切り口がみずみずしい物を選ぶ。

保存法
乾燥しないように全体をラップで包む、またはポリ袋に入れ、冷蔵庫の野菜室で立てて保存。水分が多く、しおれるのも早いので、新鮮なうちに食べ切る。

秋の魚介類

サンマ

生食　焼き物

> 大根おろしとレモンを添えましょう

Point 1
内臓も丸ごと食べる

内臓にはビタミンA、ビタミンE、鉄などが多く、血合いにはレバーに匹敵する鉄分が含まれているので残さず食べる。

Point 2
大根おろしを添える

大根おろしには、焦げ部分に含まれる発がん性物質を分解する酵素や、消化促進酵素が含まれるので添えるとよい。

Point 3
レモンと一緒に

レモンのビタミンCが、サンマに含まれる鉄の吸収を高めるほか、DHA、EPAの劣化を防ぐのにも役立つ。

Recipe サンマのレモンおろしじょうゆ添え

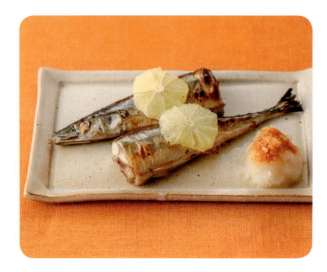

貧血予防におすすめの鉄分たっぷりレシピ

作り方

① サンマは洗って水気をふき取り、塩をふる。表面に出てきた水気をふき取り、半分に切る。軽くおろししょうがをまぶす。

② 魚焼きグリルの網に油（分量外）を塗り、①を3分ほど焼き、皮をむいてスライスしたレモンをのせてさらに焼く。

③ 器に②を盛り、おろした大根を添える。合わせたAを大根おろしにかける。

材料（2人分）

サンマ	2尾
塩	少々
おろししょうが	少々
レモン（スライス）	4枚
大根	150g
A　レモン汁	大さじ1/2
しょうゆ	小さじ2

体への効果

疲労回復 / 美肌 / 貧血予防 / 認知症予防 / 骨・歯の強化 / 生活習慣病予防 / がん予防

体の組織を作る
たんぱく質

- さまざまなアミノ酸の結合体
- タウリンが豊富
- 免疫力がアップして疲労を回復

＼旬の新鮮なサンマなら お刺身もおすすめ／

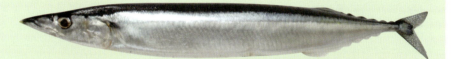

がんの予防、脳の発達に
DHA・EPA

- 生活習慣病を予防
- DHAは脳の発達に有効で、認知症を予防
- EPAは血液が固まるのを防ぎ、血液をサラサラにする

赤血球の生成に欠かせない
ビタミンB12

- 貧血を予防
- 中枢神経や末端神経など、神経系の働きを正常にする

カルシウムの吸収を高める
ビタミンD

- カルシウムの吸収を高め、骨への沈着を助ける
- 骨や歯を丈夫にする

選び方
- ☑ 口の先端が黄色みがかっているものは、脂がよくのっている。
- ☑ 身が太く、背が青黒く光ってハリと光沢がある物を選ぶ。

保存法
表面を流水で洗い、ペーパーで水分をしっかりふき取ったら、ラップに包んで保存袋に入れ、袋の空気を抜いて冷蔵庫へ。チルド室があればさらにおすすめ。

秋の魚介類

サケ

生食　焼き物　炒め物　煮物

皮つきのまま油で調理して食べましょう

Point 1
油と一緒に摂取
サケの身の赤い色素成分は、細胞の老化を抑えるアスタキサンチン。油と一緒に摂ることで吸収が進む。

Point 2
皮ごと調理
皮はコラーゲンが豊富。皮の下の脂肪には、DHAやEPAが蓄えられているので、残さず食べるとよい。

Point 3
ビタミンをプラス
ビタミンC、ビタミンEを豊富に含むブロッコリーと組み合わせてアンチエイジング効果を強力サポート。

Recipe サケのみそ照り焼き丼

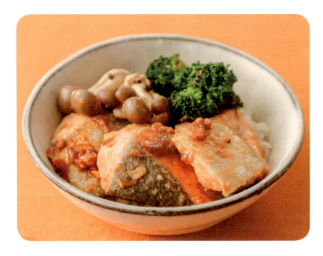

> アンチエイジングに欠かせない栄養素がいっぱい！

材料（2人分）

サケ（切り身）	2切れ
ブロッコリー	80g
しめじ	50g
オリーブ油	小さじ1
にんにく（みじん切り）	少々
片栗粉	適量
A みそ・みりん	各大さじ1
豆板醤	少々
酒	大さじ1/2
ご飯	300g

作り方

❶ サケは1人分を3等分に切る。ブロッコリーは小房に分け、ふんわりとラップをして1分ほど電子レンジで加熱する。しめじは、4つに分ける。Aは混ぜ合わせる。

❷ フライパンにオリーブ油、にんにくを入れて熱し、香りが出たら、片栗粉を薄くつけたサケを加えて炒める。表面の色が変わったら、しめじとブロッコリーを加えてふたをし、蒸し焼きにする。途中、サケを裏返して火を通す。

❸ サケに火が通り、ブロッコリーが柔らかくなったら、Aを回し入れ、汁気がなくなるまで、炒め合わせる。

❹ 器にご飯を盛り、❸を盛る。

体への効果

骨・歯の強化　アンチエイジング　がん予防
疲労回復　生活習慣病予防　認知症予防

がんの予防、脳の発達に
DHA・EPA

- 生活習慣病を予防
- DHAは脳の発達に有効で認知症を予防
- EPAは血液が固まるのを防ぎ、血液をサラサラにする

老化防止の代表的な食材

カルシウムの吸収を高める
ビタミンD

- カルシウムの吸収を高め、骨への沈着を助ける
- 骨や歯を丈夫にする

細胞を修復、アンチエイジング
ビタミンE

- 血管や肌、細胞を若々しく保つ
- ダメージを受けた細胞を修復し、免疫力を高める

疲労回復、体を正常に保つ
ビタミンB群

- 三大栄養素（脂質、たんぱく質、糖質）の代謝を高める
- 神経の働きを正常に保つ
- 疲労回復に役立つ

選び方

- ウロコと皮に光沢があり、銀色に光っている物を選ぶ。
- 身にハリがあり、鮮やかなピンク色で皮と密着している物が新鮮。

保存法

パックから取り出し、キッチンペーパーで水気をふき取り、1切れずつラップに包んで冷蔵庫のチルド室へ。3日以内に食べ切れない場合は早めに冷凍庫へ。

秋の魚介類

サバ

生食　焼き物　煮物

緑黄色野菜と一緒に煮物で食べると栄養満点

Point 1
緑黄色野菜と一緒に

トマト、ほうれん草に含まれるβ-カロテン、ビタミンE、ビタミンCが、サバに含まれるDHA、EPAに効果を発揮。

Point 2
きのこ類も加える

しめじに含まれるビタミンDはカルシウムの吸収率を高める。サバのカルシウムと合わせると効率よく摂れる。

Point 3
缶詰を手軽に活用

サバは水煮の缶詰を利用してもOK。栄養効果もさほど変わらず、骨も柔らかいのでカルシウムも丸ごと補給できる。

Recipe サバとほうれん草のトマト煮

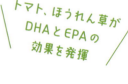
トマト、ほうれん草がDHAとEPAの効果を発揮

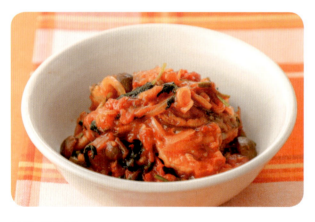

作り方

1. サバは、1人4等分に切り分ける。玉ねぎは薄く切る。しめじはほぐす。ほうれん草はゆでて1cm幅に切る。トマトはざく切りにする。
2. 鍋ににんにく、オリーブ油を入れて熱し、香りが出たら、玉ねぎを加えて炒める。しんなりとしたら、表面に薄く片栗粉をつけたサバを加えて炒める。
3. しめじ、トマト、トマト缶、水、コンソメを加えて煮る。フツフツしてきたら弱火にし、10〜15分煮る。
4. ほうれん草を加えてひと煮立ちさせ、ケチャップ、塩、こしょうで味を調える。

材料（2人分）

サバ（切り身）…2切れ（160g）	片栗粉 ………………… 少々
玉ねぎ ………………… 150g	カットトマト缶 ………… 100g
しめじ ………………… 50g	水 ……………………… 1/2カップ
ほうれん草 …………… 80g	コンソメ ……………… 小さじ1/2
トマト ………………… 200g	ケチャップ …………… 大さじ2
にんにく（みじん切り）… 少々	塩・こしょう ………… 各少々
オリーブ油 …………… 小さじ2	

体への効果	疲労回復	貧血予防	骨・歯の強化
	生活習慣病予防	認知症予防	がん予防

豊富な鉄分で血液を健康に

疲労回復、体を正常に保つ
ビタミンB群
- 三大栄養素（脂質、たんぱく質、糖質）の代謝を高める
- 神経の働きを正常に保つ
- 疲労回復に役立つ

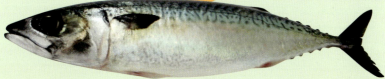

カルシウムの吸収を高める
ビタミンD
- カルシウムの吸収を高め、骨への沈着を助ける
- 骨や歯を丈夫にする

がんの予防、脳の発達に
DHA・EPA
- 生活習慣病を予防
- DHAは脳の発達に有効で認知症を予防
- EPAは血液が固まるのを防ぎ、血液をサラサラにする

貧血の予防と改善に役立つ
鉄
- 赤血球を構成するヘモグロビンの主成分
- 貧血を予防

選び方
- 1尾の場合はエラが鮮やかな赤色で、尾まで太っている物を選ぶ。
- 切り身は血合いの色が黒ずんでいない物、青光りしている物が新鮮。

保存法
切り身に塩をふりかけてしばらくおく。水分が出たらきれいにふき取り、1切れずつラップに包んで保存袋に入れ、袋の空気を抜いて密閉し、冷凍庫へ。

秋の魚介類

カツオ

生食

薬味を組み合わせて生で食べましょう

Point 1
ごまと大葉をプラス
カツオのビタミンDに、カルシウムが豊富な大葉とごまを加えると、強い骨と歯を作る作用がパワーアップ。

Point 2
薬味との組み合わせ
ねぎとしょうが、みょうがの薬味で食欲増進。ねぎに含まれるアリシンがビタミンB_1の吸収率を高める。

Point 3
生で食べる
たたきやなめろうにするとカツオの栄養素をそのまま丸ごと摂取できるので、おすすめ。

Recipe カツオのなめろう

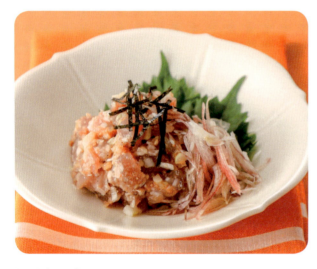

薬味を使えば、臭みも気にならず栄養素も摂取できます

作り方
① 長ねぎとしょうがはみじん切りにする。
② みょうがは縦半分に切り、さらに薄く切る。
③ カツオは粗くこまかく切る。①にみそ、すりごまをを加えて混ぜる。
④ 器に大葉をしき、③を盛り、みょうがを添える。刻みのりをのせる。

材料（2人分）
長ねぎ	40g
しょうが	少々
みょうが	1個
カツオ	160g
みそ	大さじ1
すりごま	小さじ2
大葉	4枚
刻みのり	少々

体への効果

疲労回復 / 骨・歯の強化 / 貧血予防 / 生活習慣病予防 / 冷え性改善

冷えや血行不良を予防
ナイアシン
- アミノ酸の合成を助け、エネルギー代謝をサポート
- 血液の循環をよくし、冷え性を改善

秋のカツオは脂がのって濃厚な味に

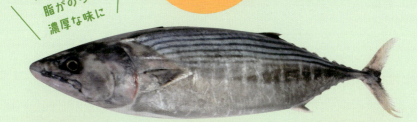

疲労回復、体を正常に保つ
ビタミンB₁・B₂
- 糖質と脂肪の代謝に不可欠
- 神経の働きを正常に保つ
- 疲労回復に役立つ

カルシウムの吸収を高める
ビタミンD
- カルシウムの吸収を高め、骨への沈着を助ける
- 骨や歯を丈夫にする

貧血の予防と改善に役立つ
鉄
- 赤血球を構成するヘモグロビンの主成分
- 貧血を予防

選び方
- ☑ 血合いの部分が黒くなっていない物を選ぶ。
- ☑ 身が鮮やかな赤色で、皮の近くに脂が多い物を選ぶ。

保存法
キッチンペーパーで水分をふき取り、ラップで包み保存袋に入れて密封し、冷蔵庫へ。冷凍なら調理したおかずの汁も入れて保存する。

PART 3 秋の栄養素をムダなく食べる方法

秋の果物

栗

🔥🔥🔥
焼き物

> 加熱しても、でんぷん質がビタミンCをガード！
> 殻をむいたら、早めに食べましょう。

体への効果

疲労回復　貧血予防　美肌　風邪予防　むくみ解消

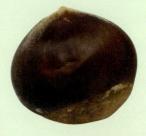

疲労回復、糖の代謝を助ける
ビタミン B_1

- 糖質の代謝を助けて、エネルギーを作り出す
- 疲労回復に役立つ

たんぱく質の代謝をサポート
ビタミン B_6

- たんぱく質の分解、再合成に不可欠
- 皮膚炎予防に効果的
- 貧血を予防

美肌、風邪予防
ビタミンC

- でんぷん質に守られ、加熱しても損失しにくい
- コラーゲンを生成して血管や肌を健康に保つ
- 免疫力を高め、風邪を予防

利尿作用、むくみを解消
カリウム

- 体の水分量やミネラル濃度を調節する
- 過剰なナトリウムの排出を促す
- 利尿作用があり、むくみを解消

選び方

- ☑ 表面の皮が硬くハリとつやがあり、ふっくらと丸みのある物を選ぶ。
- ☑ 光沢がなくなっていたり、へこみや傷、シワがある物は避ける。

秋の果物

柿

生食

> 果物の中でもビタミンCが豊富なので、デザートだけでなく、料理にも活用したい果物です。

体への効果: 美肌 / 眼病予防 / がん予防 / 風邪予防 / 美髪 / 整腸作用 / 便秘改善

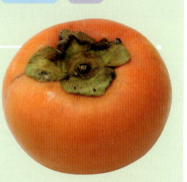

肌や髪、目を健康に保つ
β-カロテン（ビタミンA）
- 皮膚や粘膜を守る
- 目の健康に欠かせない脂溶性のビタミン
- がんを予防

美肌、風邪予防
ビタミンC
- 含有量はみかんの約2倍
- コラーゲンを生成して血管や肌を健康に保つ
- 免疫力を高め、風邪を予防
- 肌や髪をきれいにする

美肌、代謝アップ
パントテン酸
- たんぱく質、糖質、脂質の代謝に必要
- ビタミンCの働きを助ける
- 肌や髪を美しく保つ

整腸作用、便秘改善
食物繊維
- 腸の活動を促す
- 便秘の改善

選び方
- ☑ ヘタにハリがあり、4枚揃っていて皮に貼りついている物が新鮮。
- ☑ 果実が濃いオレンジ色で、重みのある物を選ぶ。

豆腐・納豆の栄養素

健康食品としても注目される豆腐や納豆などの大豆製品。「畑の肉」と呼ばれるほどたんぱく質が豊富で、カルシウムやビタミンのほかイソフラボン、サポニン、レシチンなどの有用成分が含まれているのも特徴です。

豆腐
生食　炒め物　煮物　和え物　スープ

> カルシウムの豊富な食材と合わせて効果アップ。

Point 1　オクラと組み合わせる
カルシウムなどのミネラルが豊富で、たんぱく質の消化を助けるオクラと合わせれば、栄養の吸収率をアップ。

Point 2　ビタミンDと摂る
ビタミンDを多く含む桜エビなどと組み合わせて調理すれば、カルシウムの吸収を促進させる。

Point 3　カルシウムをプラス
豆腐はカルシウムが多い食材ですが、さらにカルシウムが多いオクラを合わせて強化すれば、骨粗しょう症予防効果も。

Recipe　豆腐とオクラのとろとろスープ

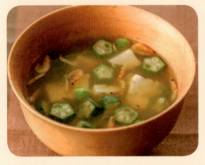

材料（2人分）

オクラ　5本	桜エビ　大さじ3
木綿豆腐　100g	カツオ節　1袋（3g）
だし汁　1と1/2カップ強	ポン酢しょうゆ　大さじ1/2
めかぶ　1パック	
おろししょうが　少々	

作り方

1. オクラはヘタとガクの部分を取り、表面を塩（分量外）でもんでうぶ毛を取ってよく洗い、小口に切る。豆腐はさいの目に切る。
2. 鍋にだし汁を入れて火にかけ、沸騰したらオクラ、めかぶ、しょうがを加えて煮る。
3. 再び沸騰したら弱火にし、豆腐を加えて煮る。オクラが柔らかくなったら、桜エビ、カツオ節、ポン酢しょうゆを加えて味を調える。

| 体への効果 | 疲労回復 | 骨・歯の強化 | アンチエイジング |

体の組織を作る
たんぱく質

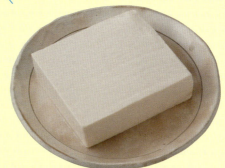

大豆特有のイソフラボンは女性ホルモンのエストロゲンと似た働きがある

- 筋肉や血液、骨、歯、皮膚、毛髪など体の組織を作る主成分
- 体内でエネルギー源となる
- 疲労回復、免疫力アップ

丈夫な骨や歯を作る
カルシウム

- 豆腐に含まれる良質のたんぱく質と相性がよく、吸収を促進
- 骨や歯を作る必須ミネラル
- 強い骨の形成に欠かせない
- 骨粗しょう症を予防

疲労回復、糖の代謝を助ける
ビタミンB_1

- 糖質の代謝を助けて、エネルギーを作り出す
- 疲労回復に役立つ
- 皮膚や粘膜の健康を維持

骨の健康維持、更年期症状の緩和
イソフラボン

- 更年期障害の症状改善に効果的
- 骨粗しょう症予防やアンチエイジングに効果的

選び方
- ☑ 消費期限を確認し、遺伝子組み換え大豆ではない国産の大豆の物を選ぶ。
- ☑ 凝固剤に天然のにがり（塩化マグネシウム）を使っている物がよい。

保存法
パックから出し、ひたひたの水を入れた容器に豆腐を沈め、ふたをして冷蔵庫で保存する。水は毎日取り替えることが長持ちさせるポイント。

納豆

生食

> 加熱せずにカルシウム豊富な食材と一緒に食べます。

Point 1
カルシウムをプラス
魚や乳製品などカルシウム豊富な食材と合わせれば、骨に必要な栄養素をしっかり摂れる。

Point 2
なるべく加熱しない
酵素のナットウキナーゼは熱に弱いため、加熱しないで食べるのがおすすめ。

体への効果: 疲労回復 / 美肌 / 美髪 / 骨・歯の強化 / アンチエイジング / 生活習慣病予防

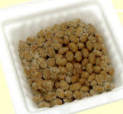

納豆菌が作るナットウキナーゼは血液をサラサラに

体の組織を作る — たんぱく質
- 筋肉や血液、骨、歯、皮膚、毛髪など体の組織を作る主成分
- 体内でエネルギー源となる
- 疲労回復、免疫力アップ

骨を丈夫にする — ビタミンK
- カルシウムの骨への沈着を助ける
- 骨粗しょう症を予防
- ケガをした際の出血や内出血を止めるのに重要

皮膚や粘膜、毛髪を保護する — ビタミンB₂
- 細胞の再生やたんぱく質の合成を促進
- 肌や髪、爪を健康に保つ

骨の健康維持、更年期症状の緩和 — イソフラボン
- 更年期障害の症状改善に効果的
- 骨粗しょう症の予防やアンチエイジングに効果的

骨の健康維持、更年期症状の緩和 — ナットウキナーゼ
- 納豆のネバネバ成分で、納豆菌により大豆から作られる酵素
- 血管にできる血栓を溶かす
- 生活習慣病を予防

選び方
☑ 消費期限をチェックし、大粒・中粒・小粒・極小粒・ひきわりがあるので食べ方によって選ぶ。

保存法
発酵食品で長持ちしそうでも日が経つにつれて硬くなり、粘りがなくなってくるので早めに食べるのがベスト。保存は冷蔵庫で。

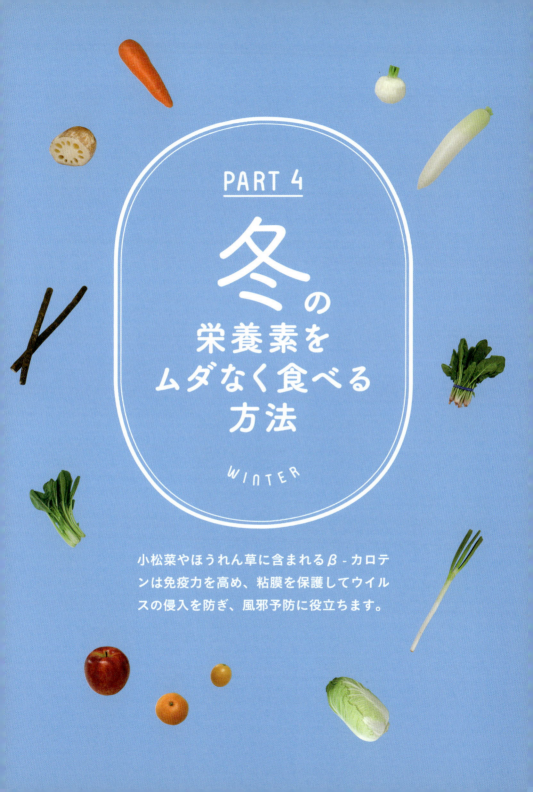

PART 4
冬の栄養素をムダなく食べる方法

WINTER

小松菜やほうれん草に含まれるβ-カロテンは免疫力を高め、粘膜を保護してウイルスの侵入を防ぎ、風邪予防に役立ちます。

冬の野菜

大根・かぶ

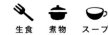
生食　煮物　スープ

生食や鶏肉と組み合わせましょう

Point 1
生食で消化促進

根の部分にはでんぷん分解酵素ジアスターゼがあり、消化を助ける。熱に弱いので生食がおすすめ。

Point 2
たんぱく質と一緒に

鶏肉のたんぱく質が、葉に含まれるカルシウムの吸収率をより高める。

Point 3
葉もあれば活用

葉の部分には、カルシウムやβ-カロテンが豊富に含まれる。葉つきのものがあれば、積極的に利用する。

Recipe かぶのクリームスープ

> 皮つきのままスープにして、栄養素を丸ごと摂取。かぶを大根に替えてもOK!

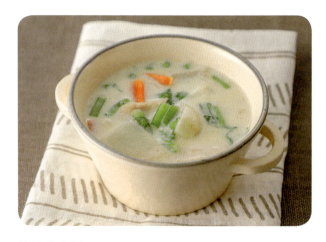

材料（2人分）

かぶ（葉つき）	大2個
玉ねぎ・にんじん	各50g
鶏むね肉（皮なし）	100g
おろししょうが	少々
片栗粉	適量
オリーブ油	大さじ1/2
水	1カップ強
A　牛乳	1カップ
片栗粉	小さじ1強
鶏ガラスープの素（顆粒）	小さじ1
塩・こしょう	各少々

作り方

1. かぶは皮つきのまま4～6等分にする。葉は2cm幅に切る。玉ねぎは薄切りにし、にんじんは皮ごと小さく乱切りにする。

2. 鶏肉はひと口大に切り、おろししょうがをまぶして片栗粉を薄くつける。

3. 鍋にオリーブ油を入れて熱し、2を加えて炒める。鶏肉の色が変わったら、玉ねぎを加えて炒める。玉ねぎが透き通ったら水、にんじん、かぶを加えて煮る。

4. 沸騰したら弱火で5～6分ほど煮る。かぶの葉、Aを加えて時々混ぜながら、とろみがつくまで煮る。塩、こしょうで味を調える。

体への効果

- 美肌
- 風邪予防
- 美髪
- 妊婦
- むくみ解消

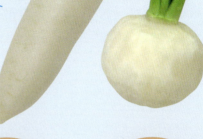

できるだけ生食がおすすめ

美肌、風邪予防
ビタミンC

- ▶ コラーゲンを生成して血管や肌を健康に保つ
- ▶ 免疫力を高め、風邪を予防

妊娠・授乳中に不可欠
葉酸

- ▶ 正常な赤血球を作る
- ▶ 妊娠中、授乳中に不可欠
- ▶ 成長に必要なたんぱく質を合成

利尿作用、むくみを解消
カリウム

- ▶ 体の水分量やミネラル濃度を調節する
- ▶ 過剰なナトリウムの排出を促す
- ▶ 利尿作用を促し、むくみを解消

代謝アップ 肌、髪をきれいに
パントテン酸

- ▶ たんぱく質、糖質、脂質の代謝に必要
- ▶ ビタミンCの働きを助ける
- ▶ 肌や髪を美しく保つ

選び方

- ☑ 白くハリと光沢があり、ヒゲ根が少なく、重みのある物がよい。
- ☑ 葉がついている場合は、葉が鮮やかな緑色でみずみずしい物を選ぶ。

保存法

購入後すぐ葉を根元から切り落とし、別々に保存する。それぞれ軽く湿らせた新聞紙に包んでポリ袋に入れ、野菜室へ入れる。

PART 4 冬の栄養素をムダなく食べる方法

冬の野菜

ほうれん草

 炒め物　 和え物

大豆とごまをたっぷり使って食べましょう

Point 1
鉄の吸収をサポート
鉄分の宝庫。大豆と一緒に食べると、大豆のたんぱく質が鉄の吸収を最大限にサポートしてくれる。

Point 2
ごまとの相性抜群
ごまには脂溶性のβ-カロテンの吸収を助ける効果があり、ほうれん草と一緒にたっぷり使うのがおすすめ。

Point 3
抗がん作用も
β-カロテンとビタミンCが豊富なほうれん草に、ごまのビタミンEをプラスして、抗がん作用を高める。

Recipe ほうれん草とたたき大豆のごま和え

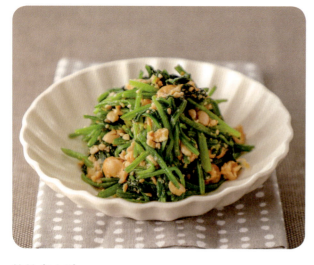

大豆とごまを加えて。白和えにしてもOKです

作り方

① ほうれん草はゆでて3cm幅に切る。大豆は袋に入れてめん棒などでつぶす。

② 混ぜ合わせたAで、①を和える。

材料（2人分）

ほうれん草	150g
大豆（ゆで）	50g

A
- すりごま　大さじ1
- しょうゆ　大さじ1/2
- 砂糖　小さじ1
- 酢　小さじ2

体への効果

眼病予防　がん予防　美肌　風邪予防　冷え性改善　肩こり改善　貧血予防　むくみ解消　生活習慣病予防

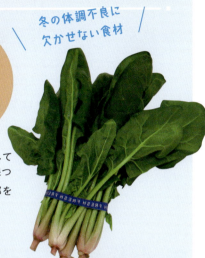

冬の体調不良に欠かせない食材

がん予防、皮膚や粘膜を守る
β-カロテン（ビタミンA）

- ごま和え1人分（約80g）で1日の必要量の半分が摂れる
- 目の健康に欠かせない
- 細胞の老化を抑える
- がんや動脈硬化を予防

風邪予防やがん予防
ビタミンC

- コラーゲンを生成して血管や肌を健康に保つ
- 免疫力を高め、風邪を予防

新陳代謝を促し細胞を若く保つ
ビタミンE

- 新陳代謝を促して肌に潤いやハリを与える
- 血液の循環をよくして冷え性や肩こりを改善

体内の水分量を調整
カリウム

- 過剰なナトリウムの排出を促す
- 利尿作用があり、むくみを解消

貧血の予防と改善に役立つ
鉄

- 含有量はトップクラス
- 赤血球を構成するヘモグロビンの主成分
- 貧血を予防

選び方
- ☑ 肉厚で葉先がピンとしていて、緑色が鮮やかな物がよい。
- ☑ 根元や茎がみずみずしく、軸が短く、根元の赤みが強い物が新鮮。

保存法
湿らせた新聞紙で全体を包み、ポリ袋に入れて冷蔵庫の野菜室へ。葉先を上に立てると、鮮度が長持ちする。

PART 4　冬の栄養素をムダなく食べる方法

冬の野菜

小松菜

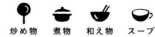
炒め物　煮物　和え物　スープ

煮物のゆで時間は極力短くしましょう

Point 1
ビタミンDと一緒に

カルシウムが豊富なので、ビタミンDを多く含む干ししいたけと組み合わせると、カルシウムの吸収率が上がる。

Point 2
ゆでる時間を短く

煮浸しにする場合は、小松菜のビタミンCがなるべく失われないよう、ゆでる時間は極力短くする。

Point 3
油炒めもおすすめ

豊富なβ-カロテンは油の調理で吸収率が高まる。小松菜はアクが少ないので下ゆでせず、そのまま油炒めにしてもよい。

Recipe 小松菜と干ししいたけの煮浸し

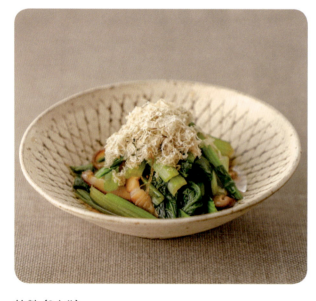

> しいたけがあれば
> カルシウムをムダなく
> 摂取できます

作り方

① 干ししいたけは1カップ強の湯（分量外）で戻す。戻したしいたけは石づきを取り、薄切りにする。小松菜は3cm幅に切り、軸と葉を分ける。

② 小鍋にしいたけ、戻し汁、しょうゆ、みりん、小松菜の軸の部分を入れて煮る。

③ 沸騰したら、弱火にして煮る。小松菜の軸が柔らかくなったら、小松菜の葉を加えてさっと煮る。

④ 器に盛り、とろろ昆布をのせる。

材料（2人分）

干ししいたけ ……………… 3枚
小松菜 …………………… 120g
しょうゆ・みりん …… 各小さじ1
とろろ昆布 ………………… 少々

体への効果

美肌 / 眼病予防 / 風邪予防 / むくみ解消 / 骨・歯の強化 / 貧血予防 / 生活習慣病予防

カルシウムはほうれん草の約4倍

皮膚や粘膜を健康に保つ
β-カロテン（ビタミンA）

- 皮膚や粘膜を守る
- 目の健康に欠かせない脂溶性のビタミン
- がんや動脈硬化を予防

美肌、風邪予防
ビタミンC

- コラーゲンを生成して血管や肌を健康に保つ
- 免疫力を高め、風邪を予防

体内の水分量を調節
カリウム

- 過剰なナトリウムの排出を促す
- 利尿作用があり、むくみを解消

丈夫な骨や歯を作る
カルシウム

- 野菜の中でもカルシウムがとても豊富
- 強い骨や歯の形成に欠かせない
- 骨粗しょう症を予防

貧血の予防と改善に役立つ
鉄

- ほうれん草よりも含有量が多く、トップクラス
- 赤血球を構成するヘモグロビンの主成分
- 貧血を予防

PART 4　冬の栄養素をムダなく食べる方法

選び方
- ☑ 葉が肉厚で緑色が濃く、葉脈が柔らかい物を選ぶ。
- ☑ 丈は短く、根元から葉先までピンとしている物が新鮮。

保存法
湿らせたキッチンペーパーや新聞紙で包み、根を下に立てて冷蔵庫の野菜室へ。生のまま冷凍すれば、栄養成分を丸ごと保存することができる。

冬の野菜

長ねぎ

 焼き物　スープ

油で焼くと、栄養価がアップします

Point 1
加熱で栄養価アップ
じっくり焼くことで辛みが落ち着き、とろりとして甘みが増して食べやすくなるだけでなく、栄養価も倍増する。

Point 2
油と一緒に摂る
長ねぎの白い部分には香り成分のアリシンが豊富。油で加熱すると作られるアホエンが、がん細胞を抑制する。

Point 3
マリネにして食べる
焼きねぎにしてそのまま食べるよりもマリネがおすすめ。溶け出した栄養素を逃さず食べられる。

Recipe 焼きねぎの和風マリネ

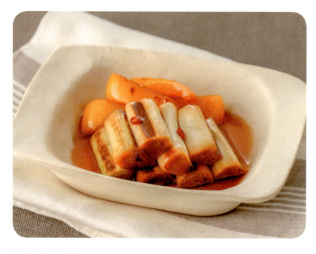

シンプルな調理でも効率よく栄養素を摂取できるレシピ

作り方

① 長ねぎは3cm程度の長さに切る。黄パプリカも3cm幅の細切りにする。

② フライパンにオリーブ油を薄く塗って熱し、①を焼く。

③ 熱いうちに、混ぜ合わせたAに漬ける。

材料（2人分）

長ねぎ …………… 100g	水 ………… 大さじ2
黄パプリカ ………… 60g	オリーブ油 …… 小さじ1
オリーブ油 ………… 少々	赤唐辛子（小口切り）
A ┃ レモン汁・しょうよ・砂糖 ┃ ………… 各小さじ1	………… 適量

体への効果	貧血予防	美肌	風邪予防	がん予防
	妊婦	むくみ解消		

たんぱく質の代謝をサポート
ビタミンB₆

- たんぱく質の分解、再合成に不可欠
- 皮膚炎予防に効果的
- 貧血を予防

風邪予防、がん予防
ビタミンC

- コラーゲンを生成して血管や肌を健康に保つ
- 免疫力を高め、風邪を予防
- がんを予防

貧血予防、妊娠中に不可欠
葉酸

- 正常な赤血球を作り、貧血を予防
- 妊娠中、授乳中に不可欠
- 成長に必要なたんぱく質を合成

体内の水分量を調節
カリウム

- 体の水分量やミネラル濃度を調節する
- 過剰なナトリウムの排出を促す
- 利尿作用があり、むくみを解消

長ねぎの香り成分には血液サラサラ効果も！

PART 4 冬の栄養素をムダなく食べる方法

選び方
- ☑ 白い部分に弾力があり、太さが均一の物がよい。
- ☑ 葉の部分の緑色が鮮やかで、まっすぐに伸びている物を選ぶ。

保存法
すぐに傷みやすい緑の部分と、乾燥してしなびやすい白い部分を切り分けて保存するのがおすすめ。どちらも新聞紙に包み、冷蔵庫の野菜室へ。

冬の野菜

春菊

 生食　 焼き物　炒め物

生食やたんぱく質と組み合わせましょう

Point 1
油で炒める
春菊はβ-カロテン、ビタミンEが豊富。どちらも脂溶性ビタミンなので油との相性がよく、炒めることでより吸収を促進。

Point 2
豆腐と組み合わせる
たんぱく質を含む豆腐と一緒に摂取することで免疫力の強化に役立つ。

Point 3
下ゆでの必要なし
アク成分のシュウ酸が少ないので下ゆで不要。栄養素の損失を抑えられるのがメリット。生食用を使ってもよい。

Recipe 春菊の白和え

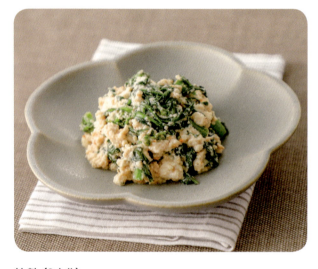

春菊をごま油で炒め、豆腐で和えて作る免疫力強化レシピ

材料（2人分）
- 木綿豆腐 …………… 100g
- 春菊 ………………… 120g
- ごま油 ……………… 小さじ1
- 塩・こしょう ……… 各少々

A
- みそ ………… 大さじ1/2
- 砂糖 ………… 小さじ1
- すりごま …… 小さじ2

作り方
1. 豆腐はキッチンペーパーで包み、水気を切る。春菊は2cm幅に切る。
2. フライパンにごま油を入れて熱し、春菊を炒める。しんなりとしたら、塩、こしょうを加えて炒める。
3. 豆腐をつぶし、混ぜ合わせたAと混ぜ、②と和える。

体への効果

- 眼病予防
- がん予防
- 冷え性改善
- 肩こり改善
- むくみ解消
- 骨・歯の強化
- 妊婦
- 貧血予防

がん予防、目の健康維持
β-カロテン（ビタミンA）

- ほうれん草や小松菜をしのぐ含有量
- 目の健康に欠かせない脂溶性のビタミン
- 細胞の老化を抑える
- がんを予防

貧血予防、妊娠中に不可欠
葉酸

- 正常な赤血球を作り、貧血を予防
- 妊娠中、授乳中に不可欠
- 成長に必要なたんぱく質を合成

美容に最適な栄養素がたっぷり

骨や歯を強くする
カルシウム

- 牛乳以上の含有量
- 強い骨や歯の形成に欠かせない
- 骨粗しょう症を予防

新陳代謝を促し細胞を若く保つ
ビタミンE

- 新陳代謝を促して肌に潤いやハリを与える
- 血液の循環をよくして冷え性や肩こりを改善

体内の水分量を調節
カリウム

- 体の水分量やミネラル濃度を調節する
- 過剰なナトリウムの排出を促す
- 利尿作用があり、むくみを解消

PART 4　冬の栄養素をムダなく食べる方法

選び方
- ☑ 葉は色が濃く、根元のほうまで密生していて香りが強い物がよい。
- ☑ 生で食べる場合は葉が小さめで、葉や茎にハリがある物を選ぶ。

保存法
乾燥しないように、湿らせた新聞紙などに包み、ポリ袋に入れて冷蔵庫の野菜室へ。固めにゆでて小分けし、ラップに包んで冷凍保存してもよい。

冬の野菜

白菜

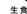

生食　煮物　スープ

ビタミンEとたんぱく質をプラス

Point 1
ビタミンEを補う
春菊などのビタミンEとβ-カロテンが豊富な野菜と組み合わせて、ビタミンのバランスを整える。

Point 2
生のまま利用する
白菜の内側の葉はサラダや即席漬けなどの生食にも向いている。生食で水溶性のカリウムをしっかり摂取。

Point 3
たんぱく質と合わせる
風邪予防によいビタミンCがたっぷりなので、チーズなどのたんぱく質食品を合わせると、さらに抵抗力を高められる。

Recipe 白菜と春菊のチーズサラダ

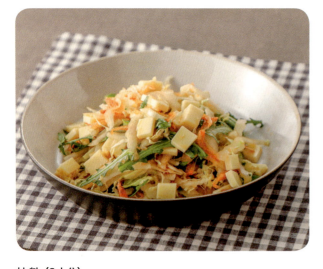

チーズ、桜エビを加えて免疫力を強化します！

作り方
1. 白菜は細切りにし、春菊は2cm幅に切る。
2. チーズは1cm角に切る。
3. 混ぜ合わせたA、❶、❷、桜エビを和える。

材料（2人分）
- 白菜　……………………… 100g
- 春菊（葉先）……………… 40g
- プロセスチーズ ………… 30g
- A
  - しょうゆ ……… 大さじ1/2
  - 酢 ………………… 大さじ1/2
  - ごま油 ………… 小さじ1
- 桜エビ ………………… 大さじ2

PART 4 冬の栄養素をムダなく食べる方法

体への効果	美肌	風邪予防	骨の強化	貧血予防
	妊婦	むくみ解消		

女性にうれしい栄養素がいっぱい

美肌、風邪予防
ビタミンC

▶ コラーゲンを生成して血管や肌を健康に保つ
▶ 免疫力を高め、風邪を予防

骨を強くする
ビタミンK

▶ カルシウムの骨への沈着を助ける
▶ 骨粗しょう症を予防

妊娠・授乳中に不可欠
葉酸

▶ 正常な赤血球を作る
▶ 貧血予防、妊娠中、授乳中に不可欠
▶ 成長に必要なたんぱく質を合成

利尿作用、むくみを解消
カリウム

▶ 体の水分量やミネラル濃度を調節する
▶ 過剰なナトリウムの排出を促す
▶ 利尿作用があり、むくみを解消

選び方
☑ 葉がすき間なくしっかりと巻いていて、ずっしりと重みのある物がよい。
☑ 1/2カットされた白菜は中心部分が平らで、盛り上がっていない物が新鮮。

保存法
全体を新聞紙に包み、冷暗所で立てて保存する。カットした白菜は傷みやすいので、ラップに包んで、立てて冷蔵庫の野菜室へ入れる。

冬の野菜

水菜

生食　炒め物

オリーブ油でさっと炒めて食べましょう

Point 1
さっと炒める
ビタミンCの損失がもっとも少ない水菜の食べ方は生食。とはいえ、さっと炒めて量をしっかり摂るのもおすすめ。

Point 2
オリーブ油を使う
水菜はβ-カロテンも豊富。ビタミンEの豊富なオリーブ油を調理に使うとβ-カロテンの吸収率もアップ。

Point 3
カキと組み合わせる
鉄分の多いカキやアサリと組み合わせると、水菜に含まれるビタミンCが鉄の吸収を高めるので、貧血予防に有効。

Recipe 水菜とカキの炒め物

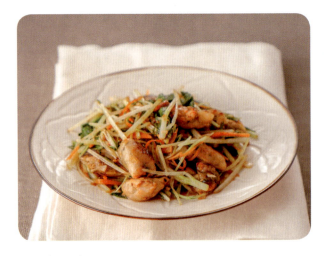

豊富なビタミンで風邪予防に効果的なレシピです

作り方

① 水菜は5cm幅に切る。にんじんは細切りにし、にんにくはみじん切りにする。Aは混ぜ合わせる。

② カキはよく洗って水気を取り、片栗粉をまぶす。

③ フライパンににんにく、半量のオリーブ油を入れて熱し、香りが出たら、②を加えて炒める。カキに火が通ったら、カキを取り出す。

④ 同じフライパンに残りのオリーブ油を入れ、水菜、にんじんを加えて炒める。野菜がしんなりとしたら、③を戻して炒め合わせる。Aを回し入れ、汁気がなくなるまで炒める。

材料（2人分）

水菜	200g
にんじん	40g
にんにく	少々
A　みそ・みりん	各大さじ1/2
砂糖	小さじ1/2
酢・酒	各大さじ1
カキ	200g
片栗粉	少々
オリーブ油	小さじ2

体への効果

- 美肌
- 美髪
- 眼病予防
- がん予防
- 風邪予防
- むくみ解消
- 骨・歯の強化

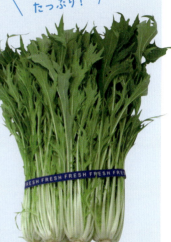

美容成分がたっぷり！

皮膚や粘膜を健康に保つ
β-カロテン（ビタミンA）

- 皮膚や粘膜を守る
- 目の健康に欠かせない
- 細胞の老化を抑える
- がんを予防

皮膚や粘膜、髪を保護
ビタミンB_2

- たんぱく質の合成に関わり、皮膚を正常に保つ
- 細胞の新陳代謝を促す

美肌、がん予防
ビタミンC

- コラーゲンを生成して血管や肌を健康に保つ
- 免疫力を高め、風邪を予防
- がんを予防

体内の水分量を調節
カリウム

- 体の水分量やミネラル濃度を調節する
- 過剰なナトリウムの排出を促す
- 利尿作用があり、むくみを解消

丈夫な骨や歯を作る
カルシウム

- 強い骨や歯の形成に欠かせない
- 骨粗しょう症を予防

選び方

- ☑ 葉は濃い緑色で葉先までピンと伸び、ハリがある物を選ぶ。
- ☑ 水耕栽培の物と路地栽培の物がある。路地物のほうが栄養価は高め。

保存法

すぐに葉先がしなってしまうので、早めに使い切る。保存する場合は、全体を湿らせた新聞紙などで包んでポリ袋に入れ、野菜室に立てて入れる。

PART 4　冬の栄養素をムダなく食べる方法

冬の野菜

れんこん

炒め物 煮物

皮ごと炒めて、調理しましょう

Point 1
皮ごと使う
皮や節に多く含まれるタンニンは、ポリフェノールの一種。れんこんは皮ごと使って、ポリフェノールを有効活用する。

Point 2
炒めて調理
ビタミンCが豊富。水溶性ビタミンなので、栄養分を損なわないよう、なるべくゆでずに使うほうがよい。

Point 3
ビタミンAをプラス
れんこんのビタミンCとにんじんに含まれるβ-カロテンを組み合わせると、相乗効果で免疫力がさらにアップ。

Recipe れんこんの洋風きんぴら

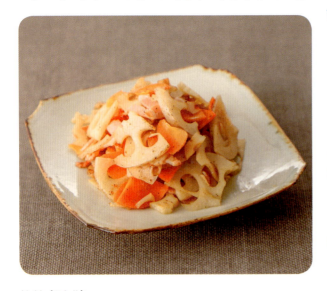

にんじんと合わせれば栄養素のバランスがレベルアップ

材料（2人分）
れんこん	100g
にんじん	40g
ベーコン	30g
ごま油	大さじ1/2
赤唐辛子（小口切り）	少々
塩・こしょう	各少々

作り方
1. れんこん、にんじんは皮つきのまま薄いいちょう切りにする。ベーコンは1cm幅に切る。
2. フライパンにごま油、ベーコン、赤唐辛子を入れて熱し、れんこん、にんじんを加えて炒める。
3. れんこん、にんじんに火が通ったら、塩、こしょうで味を調える。

体への効果

風邪予防 / がん予防 / 美肌 / 美髪 / むくみ解消 / 整腸作用 / 便秘改善

粘膜を保護、体力アップ
ムチン
- 血糖値の改善に役立つ
- 粘膜を保護し、胃や腸内環境を整える
- 肝臓や腎臓の機能を高める

胃の調子が悪いときにおすすめの食材

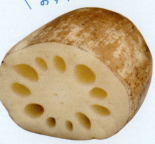

風邪予防、がん予防
ビタミンC
- コラーゲンを生成して血管や肌を健康に保つ
- 免疫力を高め、風邪を予防
- がんを予防

美肌、代謝アップ
パントテン酸
- たんぱく質、糖質、脂質の代謝に必要
- ビタミンCの働きを助ける
- 肌や髪を美しく保つ

利尿作用、むくみを解消
カリウム
- 体の水分量やミネラル濃度を調節する
- 過剰なナトリウムの排出を促す
- 利尿作用を促し、むくみを解消

整腸作用、便秘改善
食物繊維
- 水溶性食物繊維のペクチン、ヘミセルロースなどを含む
- 腸内でのコレステロールを吸着して排泄を促進
- 便秘の予防と改善に効果的

選び方
- ずっしりと重く表面につやがあり、ふっくらと太い物を選ぶ。
- 切り口と孔の内側が茶色く変色していない物を選ぶ。

保存法
切り口がさらされた状態になっている物は変色が早いので、ラップできっちり包み、冷蔵庫で保存。2〜3日で食べるなら、酢水に浸して保存もOK。

冬の野菜

にんじん

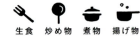
生食　炒め物　煮物　揚げ物

> 皮ごと、油で調理しましょう

Point 1
油と一緒に摂取
β-カロテンの宝庫。脂溶性ビタミンなので、油と一緒に摂取して吸収率を促進させる。

Point 2
皮ごと食べる
皮には、ポリフェノールが実の部分の4倍、β-カロテンは2.5倍も含まれている。皮ごと使って栄養分をしっかり摂取。

Point 3
ビタミンC、Eを強化
赤パプリカやくるみと組み合わせて、ビタミンC、ビタミンEを強化。美容とアンチエイジング効果をプラス。

Recipe 炒めにんじんのカレー風味

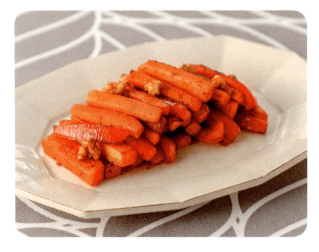

パプリカでさらにビタミンをプラス

作り方

① にんじんはよく洗い、皮つきのまま4〜5cm幅の細切りにする。ふんわりとラップをして1分ほど電子レンジで加熱する。赤パプリカはにんじん同様に細切りにする。Aは混ぜ合わせる。

② フライパンにサラダ油を入れて熱し、にんじんと赤パプリカを加え、にんじんの表面にやや焦げ目がつく程度に炒める。

③ Aを加えて味を調え、砕いたくるみを散らして混ぜる。

材料（2人分）
にんじん……………… 100g	サラダ油………… 大さじ1/2
赤パプリカ……………… 50g	くるみ……………………… 10g
A　カレー粉……… 小さじ1/2	
みりん・しょうゆ・酒	
………… 各小さじ1	

体への効果

眼病予防　がん予防　貧血予防　むくみ解消　整腸作用　便秘改善

免疫力アップに役立つ食材

皮膚や粘膜を健康に保つ
β-カロテン（ビタミンA）

- 1/2本で1日の必要量を摂取できる
- 目の健康に欠かせない脂溶性のビタミン
- 細胞の老化を抑える
- がんを予防

たんぱく質の代謝をサポート
ビタミンB₆

- たんぱく質の分解、再合成に不可欠
- 皮膚炎予防に効果的
- 貧血を予防

整腸作用、便秘改善
食物繊維

- 腸の活動を促す
- 便秘の改善

利尿作用、むくみを解消
カリウム

- 体の水分量やミネラル濃度を調節する
- 過剰なナトリウムの排出を促す
- 利尿作用を促し、むくみを解消

PART 4　冬の栄養素をムダなく食べる方法

選び方
- ☑ 茎の切り口が小さい物を選ぶ。太いと芯が硬い場合が多い。
- ☑ オレンジ色が濃い物ほどβ-カロテンの含有量が多い。

保存法
湿気と乾燥を嫌うので、表面の水分をよくふき取ってから新聞紙やキッチンペーパーに包んでポリ袋などに入れ、冷暗所か冷蔵庫で保存する。

冬の野菜

ごぼう

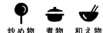
炒め物　煮物　和え物

> 皮はむかずに、こすり洗いで使いましょう

Point 1
皮はむかずに使う

栄養素とうま味、香りは、皮の近くに多く含まれているので、皮はむかずにタワシなどでこすり洗いして使う。

Point 2
不足栄養素を補う

ごぼうに不足している栄養素を補うため、カルシウムが豊富なごまを組み合わせて栄養バランスを高める。

Point 3
電子レンジを活用

電子レンジで1〜2分程度加熱すると、ポリフェノールの作用が2倍になる。

Recipe たたきごぼうのごま酢和え

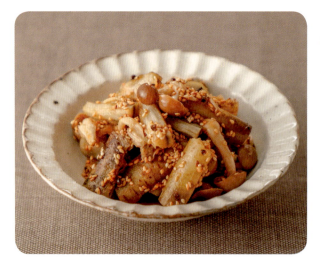

ごまをたっぷり使ってカルシウムを補給しましょう

材料（2人分）

ごぼう	80g
しめじ	50g

A
白ごま	大さじ1
しょう油	大さじ1/2
砂糖	小さじ1
酢	大さじ1

作り方

❶ ごぼうはタワシなどでこすり洗いをし、電子レンジに入る長さに切る。ふんわりとラップして電子レンジで1分ほど加熱する。柔らかくなったらめん棒などでたたき、2〜3cm長さに切る。

❷ しめじはほぐして、ふんわりとラップして電子レンジで40秒ほど加熱する。

❸ 混ぜ合わせたAと❶、❷を和える。

PART 4 冬の栄養素をムダなく食べる方法

体への効果: 整腸作用 / 便秘改善 / 生活習慣病予防 / 骨・歯の強化 / むくみ解消

整腸作用、便秘改善
食物繊維

- 水溶性のリグニンと不溶性のイヌリン、両方の食物繊維をともに多く含む
- 便秘を改善
- 生活習慣病全般を予防

根菜類の中でも食物繊維が豊富

利尿作用、むくみを解消
カリウム

- 体の水分量やミネラル濃度を調節する
- 過剰なナトリウムの排出を促す
- 利尿作用を促し、むくみを解消

骨格形成をサポート
マグネシウム

- 骨や歯にカルシウムが沈着するのを助ける
- 体内にある酵素が働くために必要不可欠

選び方
- ☑ 直径2cm程度までの太さで、皮に傷のない物を選ぶ。
- ☑ 泥を落とすと風味が落ちるので、泥つきのほうが鮮度が保たれている。

保存法
泥つきなら新聞紙に包んで冷暗所へ。洗いごぼうの場合は、長い物は半分程度にカットし、乾燥を防ぐためにラップに包んで冷蔵庫の野菜室で保存。

冬の魚介類

カキ

生食 焼き物 煮物 揚げ物

食べ方に合わせて食材を組み合わせましょう

Point 1
ビタミンCを合わせる

ビタミンCを含むトマトやブロッコリーと一緒に摂ることで、カキに含まれる鉄やビタミンB_{12}の働きを高める。

Point 2
柑橘類を添える

生や焼いて食べるときは、レモンやすだちをしぼると、ビタミンCとクエン酸により、亜鉛や鉄が吸収されやすくなる。

Point 3
溶け出た栄養素も摂る

カキのビタミン類は水溶性なので、煮汁ごと食べられる調理法でムダなく摂取するのがおすすめ。

Recipe カキのガーリックトマト焼き

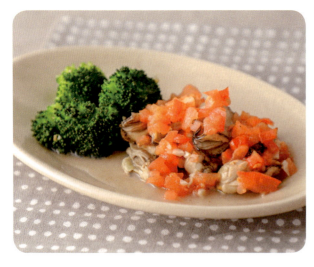

トマトとブロッコリーの
ビタミンCをたっぷり加えた
ほっこりおかず

作り方

① カキはよく洗って水気をふき取る。トマトは粗みじん切りにする。にんにくはみじん切りにし、オリーブ油と混ぜ合わせる。

② ブロッコリーは小房に分け、ふんわりとラップして1分ほど電子レンジで加熱する。

③ オーブントースターのトレーにホイルをしいて、カキ、ブロッコリーを並べ、Aをかける。カキにトマトをのせ、全体に塩、こしょうをする。

④ 温めたオーブントースターで5〜7分焼き、カキに火を通す。

材料（2人分）

カキ …………………… 200g	ブロッコリー …………… 60g
トマト ………………… 60g	塩・こしょう ………… 各少々
A にんにく …………… 少々	
オリーブ油 ……… 大さじ1	

体への効果

骨・歯の強化 / 貧血予防 / 認知症予防 / 冷え性改善 / 風邪予防 / 生活習慣病予防

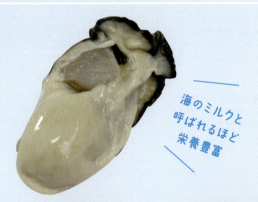

海のミルクと呼ばれるほど栄養豊富

丈夫な骨や歯を作る
カルシウム
- 強い骨や歯の形成に欠かせない
- 骨粗しょう症を予防

貧血の予防、認知症の予防
ビタミンB_{12}
- 赤血球の生成を助け、体の成長を促す
- 貧血を予防・改善
- 中枢神経や末端神経など、神経の機能を正常に保つ
- 認知症を予防

貧血の予防と改善
鉄
- 赤血球を構成するヘモグロビンの主成分
- 全身の細胞に酸素と栄養を届ける
- 貧血、冷え性を改善

免疫力アップ、新陳代謝を促す
亜鉛
- 含有量はほかの2枚貝の10倍以上
- 免疫力が向上し、風邪予防になる
- 生活習慣病を予防

選び方
- 殻にふくらみがあり、重量感がある物がよい。
- むき身は身が透き通り、ふっくらしていてつやがある物を選ぶ。

保存法
むき身の場合、密閉パックのまま冷蔵庫で保存。開封後はパックの中の塩水（殺菌海水）と一緒に密閉保存容器に移し、冷蔵する。

冬の魚介類

ブリ

 生食　 炒め物　 煮物

野菜や薬味を上手に組み合わせましょう

Point 1
緑黄色野菜と一緒に
にんじん、春菊などのβ-カロテン、ビタミンEの豊富な野菜と合わせ、ブリに含まれるDHA、EPAを効率よく摂取。

Point 2
ビタミンB_1を生かす
長ねぎには香り成分のアリシンが豊富。アリシンがブリのビタミンB_1と結びついて、疲労回復効果アップ。

Point 3
ストレス軽減効果
しょうが、ごまと一緒に食べると、必須アミノ酸のトリプトファンなどの作用でストレスの軽減効果が高まる。

Recipe　ブリの水炊き ねぎダレ

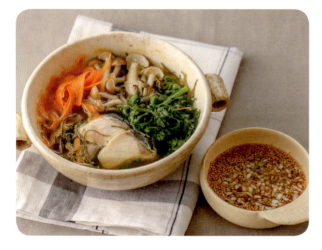

疲労回復と
ストレス解消効果が
期待できます

作り方

1. ブリは1人3等分になるように切る。春菊は3cm幅に切る。しめじはほぐす。にんじんはピーラーで薄く切る。
2. しょうがは薄切りにし、切り昆布は水で洗い、食べやすい大きさに切る。
3. 鍋に水3カップ弱(分量外)、切り昆布、しょうがを加えて熱する。沸騰したら、酒を加え、ブリ、にんじん、しめじ、春菊の順に加えて煮る。
4. Aを混ぜ合わせ、添える。

材料（2人分）

ブリ(切り身)	2切れ(160g)
春菊	100g
しめじ	80g
にんじん	60g
しょうが	少々
A　ポン酢しょうゆ	大さじ3
長ねぎ(みじん切り)	30g
白ごま	小さじ2
切り昆布	5g
酒	大さじ1

体への効果

美肌 **美髪** **貧血予防** **生活習慣病予防** **認知症予防** **骨・歯の強化** **冷え性改善**

PART 4 冬の栄養素をムダなく食べる方法

貧血の予防と改善
鉄

- 赤血球を構成するヘモグロビンの主成分
- 全身の細胞に酸素と栄養を供給
- 貧血、冷え性を改善

魚の中でもDHAやEPAが豊富

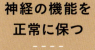

皮膚や粘膜、髪を保護
ビタミンB_2

- たんぱく質の合成に関わり、皮膚を正常に保つ
- 細胞の新陳代謝を促す

神経の機能を正常に保つ
ビタミンB_{12}

- 赤血球の生成を助け、体の成長を促す
- 貧血を予防・改善
- 中枢神経や末端神経など神経機能を正常に
- 認知症を予防

カルシウムの吸収を高める
ビタミンD

- カルシウムの吸収を高めて、骨への沈着を助ける
- 骨や歯を丈夫にする

冷えや血行不良を予防
ナイアシン

- アミノ酸の合成を助け、エネルギー代謝をサポート
- 血液の循環をよくし、冷え性を改善

選び方

- ☑ 切り身は身が締まって光沢がある物を選ぶ。
- ☑ 血合いの色が黒くなく、鮮やかな物が新鮮。

保存法

切り身は冷凍が可能。水気をしっかりふき取り、1切れずつラップに包み、フリーザーパックに入れて冷凍庫で保存。

冬の魚介類

マグロ

生食　焼き物　煮物

ビタミン食材を加えて効果をプラス

Point 1
ミネラルの作用を強化
マグロに含まれるセレンと、ブロッコリーに豊富に含まれるビタミンC、ビタミンEとの相乗効果で抗がん作用を強化。

Point 2
緑黄色野菜を一緒に
にんじん、ブロッコリーなどβ-カロテン、ビタミンEの豊富な野菜と食べ合わせて、DHA、EPAを効率よく摂取。

Point 3
ビタミンCを一緒に
DHAにビタミンCを組み合わせると血栓予防になり、心筋梗塞対策としても有効。焼き魚には、ゆずの果汁を加えて。

Recipe たたきマグロのサラダ

ブロッコリーの豊富なビタミンEと一緒に食べると◎

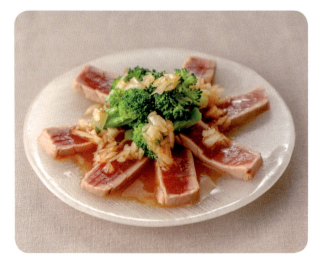

材料（2人分）
- ブロッコリー ……… 80g
- 玉ねぎ ……… 40g
- オリーブ油 ……… 小さじ1
- にんにく（薄切り）……… 少々
- マグロ（柵）……… 120g
- こしょう ……… 少々
- 中華ドレッシング ……… 大さじ1

作り方
1. ブロッコリーは小房に分けてゆでる。さっと水にさらして冷まし、水気を切る。玉ねぎはみじん切りにし、水にさらして水気をしぼる。
2. フライパンにオリーブ油、にんにくを入れて熱し、香りが出たらマグロを加える。表面の色が変わる程度に焼き、裏返して焼いてたたきの状態にしてこしょうをふる。
3. 中華ドレッシングに玉ねぎを混ぜる。
4. ❷を薄く切り、器に盛ってブロッコリーを中央にのせ、❸をかける。

体への効果

貧血予防　がん予防　冷え性改善　肩こり改善　生活習慣病予防　アンチエイジング

アンチエイジングに欠かせない食材

たんぱく質の代謝をサポート
ビタミンB₆

- たんぱく質の分解、再合成に不可欠
- 皮膚炎予防に効果的
- 貧血を予防

新陳代謝を促進、細胞を若く保つ
ビタミンE

- 血管や細胞の老化を防ぐ
- 血液の循環をよくし、冷え性や肩こりを改善
- 生活習慣病を予防

がん予防、アンチエイジング
セレン

- 細胞の老化を防ぐ
- 免疫力を強化してがん予防に役立つ
- 甲状腺ホルモンを活性化する

冷えや血行不良を予防
ナイアシン

- アルコールの分解を助ける
- アミノ酸の合成を助け、エネルギー代謝をサポート
- 血液の循環をよくし、冷え性を改善

選び方
- ☑ 身にハリがあり色つやがよく、変色していない物を選ぶ。
- ☑ パックに血が流れ出ている物は鮮度が落ちているので避ける。

保存法
刺身は食べる時間まで冷蔵庫で保存。翌日に持ち越すなら、しょうゆ漬けにすると冷蔵庫で1〜2日程度は保存可能。切り身はラップに包んで冷凍する。

冬の魚介類

タラ

焼き物　煮物　スープ

ビタミン食材をプラスしていただきます

Point 1
ビタミンCを加える

タラは高たんぱく質の食材。ビタミンCを多く含むれんこんと合わせると、相乗効果で免疫力がアップ。

Point 2
味にアクセント

タラは淡泊な味が特徴の白身魚なので、独特な香り成分があり、ビタミン豊富なニラなどで風味と栄養素をプラス。

Recipe　タラのニラくるみみそ焼き

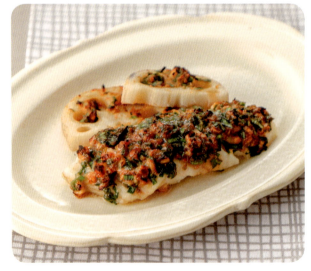

ニラとくるみみそ味で
パンチとビタミンを
プラス

作り方

1. れんこんは皮つきのまま1cm厚さの半月切りにする。ふんわりとラップをして電子レンジで1分弱加熱する。
2. ニラはみじん切り、くるみは粗く砕く。みそ、みりんと混ぜ合わせる。
3. 魚焼きグリルにホイルをしき、タラ、れんこんを並べて、❷を上に塗る。
4. 5〜6分焼く。

材料（2人分）

れんこん　50g	みそ・みりん　各小さじ2
ニラ　30g	タラ（切り身）　160g
くるみ　10g	

体への効果　疲労回復　骨・歯の強化　冷え性改善　肩こり改善　生活習慣病予防

低脂肪・高たんぱく質なのでダイエットにぴったり

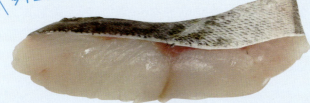

体の組織を作る
たんぱく質
- 筋肉や血液、骨、歯、皮膚、毛髪など体の組織を作る主成分
- 体内でエネルギー源となる
- 免疫力アップ、疲労回復

カルシウムの吸収を高める
ビタミンD
- カルシウムの吸収を高め、骨への沈着を助ける
- 骨や歯を丈夫にする

新陳代謝を促進
ビタミンE
- 血管や細胞の老化を防ぐ
- 血液の循環をよくし、冷え性や肩こりを改善
- 生活習慣病を予防

選び方
- ☑ 切り身の場合、切り口の角が立っている物を選ぶ。
- ☑ 少しピンクで、透明感のある物がよい。白く不透明な物は鮮度が悪い。

保存法
鮮度が落ちるのが非常に早いので、生のまま食べるのは避ける。切り身を保存するなら、購入後すぐに1切れずつラップに包み、保存袋で冷凍保存にする。

PART 4　冬の栄養素をムダなく食べる方法

冬の魚介類

ヒラメ

生食　焼き物　煮物　揚げ物

生食で栄養素を丸ごと摂取しましょう

Point 1
野菜と組み合わせる
水菜、玉ねぎなどのビタミンCが豊富な野菜と組み合わせることで、疲労回復効果と免疫力が強化される。

Point 2
香味成分を一緒に
玉ねぎの香り成分の硫化アリルが、ヒラメに多く含まれるビタミンB_1の吸収を高める。

Point 3
美肌成分を摂取
エンガワには、美肌成分のコラーゲンがたっぷり。目の潤いを保ち、血管や骨を強化する働きもある。

Recipe ヒラメの昆布じめサラダ仕立て

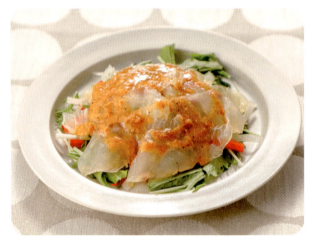

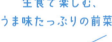
ヒラメと野菜を生食で楽しむ、うま味たっぷりの前菜

作り方

① 昆布はキッチンペーパーに酒を湿らせてよくふく。ヒラメは薄く切って昆布と昆布で挟み、しっかりとラップをし、冷蔵庫に入れて2〜3時間おく。

② 赤パプリカ、玉ねぎは薄切りにし、玉ねぎはさっと水にさらして水気を切る。水菜は3cm幅に切る。

③ Aを混ぜ合わせる。

④ 器に混ぜ合わせた②、①の順に盛り、③をかける。

材料（2人分）

昆布	1〜2枚
酒	少々
ヒラメ（切り身）	100g
赤パプリカ・玉ねぎ・水菜	各40g

A		
	みそ	小さじ2
	酢	大さじ1
	オリーブ油	大さじ1/2
	山椒	少々

体への効果

美肌 　貧血予防　 骨・歯の強化　 冷え性改善

たんぱく質の代謝をサポート
ビタミンB₆

- たんぱく質の分解、再合成に不可欠
- 皮膚炎予防に効果的
- 貧血を予防

女性にうれしい栄養素がたっぷり

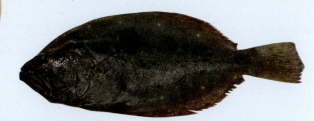

貧血の予防、神経機能を正常に
ビタミンB₁₂

- 赤血球の生成を助け、体の成長を促す
- 貧血を予防・改善する
- 中枢神経や末端神経など、神経機能を正常に保つ

カルシウムの吸収を高める
ビタミンD

- カルシウムの吸収を高め、骨への沈着を助ける
- 骨や歯を丈夫にする

冷えや血行不良を予防
ナイアシン

- アミノ酸の合成を助け、エネルギー代謝をサポート
- 血液の循環をよくし、冷え性を改善

選び方

- ☑ 体色は濃くつやがあり、身は厚くてぬめりがなく透明感のある物がよい。
- ☑ 天然物は腹の部分が白く、養殖物は黄色っぽいのが特徴。

保存法

昆布じめは日持ちするので、2〜3日は冷蔵保存が可能。冷凍保存の場合は水分をふき取ってきっちりラップに包み、フリーザーパックに入れて冷凍庫へ。

PART 4　冬の栄養素をムダなく食べる方法

冬の魚介類

カレイ

生食　焼き物　煮物　揚げ物　スープ

煮物にビタミンをプラスして食べましょう

Point 1
煮汁も食べる

エンガワに含まれるコラーゲンは熱でゼリー状に溶け出るので、煮汁も摂りたい。煮こごりや野菜スープにしてもよい。

Point 2
野菜と組み合わせる

にんじんや春菊などのβ-カロテン、ビタミンCを多く含む野菜と組み合わせることで、美肌効果をサポート。

Point 3
カルシウムを追加

カルシウム含有量は牛乳以上といわれる春菊との食べ合わせで、カレイのビタミンDの吸収を助け、骨を健康に。

Recipe カレイの煮物

春菊、にんじんを加えて美容効果たっぷりの煮物がおすすめ

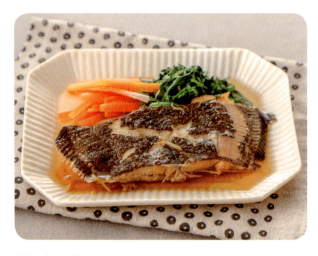

材料（2人分）

カレイ（切り身）	2切れ
酒	大さじ2
しょうが	1片
にんじん	40g
春菊	100g
A　しょうゆ・みりん	各大さじ1
砂糖	小さじ1
水	1〜2カップ

作り方

1. カレイは酒をふり、しょうがはせん切りにする。にんじんは薄い短冊切りにし、春菊は3cm幅に切る。
2. 鍋にA、しょうがを入れて熱し、沸騰したら水分を取ったカレイを入れて煮る。
3. 再び沸騰したら、にんじんを脇に入れて落としぶたをして煮る。
4. 最後に春菊を加えて煮る。

体への効果

疲労回復 / 美肌 / 美髪 / 骨・歯の強化 / 貧血予防

疲れている人におすすめの魚

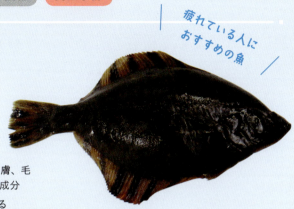

体の組織を作る
たんぱく質

- 筋肉や血液、骨、歯、皮膚、毛髪など体の組織を作る主成分
- 体内でエネルギー源になる
- 免疫力アップ、疲労回復

貧血の予防、神経機能を正常に
ビタミンB_{12}

- 赤血球の生成を助け、体の成長を促す
- 貧血を予防・改善する
- 中枢神経や末端神経など、神経機能を正常に保つ

皮膚や粘膜、毛髪を保護する
ビタミンB_2

- 細胞の再生やたんぱく質の合成を促進
- 肌や髪、爪を健康に保つ

カルシウムの吸収を高める
ビタミンD

- カルシウムの吸収を高め、骨への沈着を助ける
- 骨や歯を丈夫にする

選び方

- ☑ 体色につやがあり粘り気が少ない物、身が厚く、弾力のある物がよい。
- ☑ 裏面の白い皮に、濁りやうっ血がない物を選ぶ。

保存法

内臓やうろこなどを取り除いて水洗いし、水気をしっかりふき取る。空気に触れないようラップに包み、フリーザーパックに入れて冷凍保存する。

冬の果物

温州みかん

生食

房にある薄皮にも栄養素がたっぷり入っています。
薄皮ごと食べて冬の健康維持に役立てましょう。

体への効果　美肌　眼病予防　がん予防　風邪予防　むくみ解消

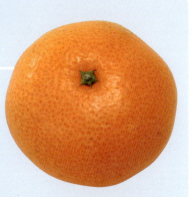

肌や髪、目を健康に保つ
β-カロテン（ビタミンA）
- ▶ 皮膚や粘膜を守る
- ▶ 目の健康に欠かせない脂溶性のビタミン
- ▶ がんを予防

がん予防、粘膜を強くする
β-クリプトキサンチン
- ▶ β-クリプトキサンチンはオレンジ色の色素
- ▶ 強い発がん抑制作用がある
- ▶ 粘膜を強化する

美肌、風邪予防
ビタミンC
- ▶ 中サイズ3〜4個で1日の摂取目安量100mgを摂取
- ▶ コラーゲンを生成して血管や肌を健康に保つ
- ▶ 免疫力を高め、風邪を予防

利尿作用、むくみを解消
カリウム
- ▶ 体の水分量やミネラル濃度を調節する
- ▶ 過剰なナトリウムの排出を促す
- ▶ 利尿作用があり、むくみを解消

選び方
- ☑ 皮が薄く、身がしっかり皮にはりつき、フカフカしていない物がよい。
- ☑ 濃いオレンジ色で、ヘタの切り口が大きくない物を選ぶ。

冬の果物

りんご

生食

> そのまま生で食べましょう。ジャムや、ジュースは、皮ごと使いましょう。

PART 4 冬の栄養素をムダなく食べる方法

体への効果
- 美肌
- 疲労回復
- 便秘改善
- むくみ解消
- アンチエイジング

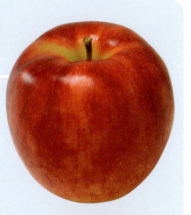

疲労回復、炎症を改善
りんご酸・クエン酸
- ▶ エネルギー代謝を促進
- ▶ 疲労回復や体力増進に役立つ
- ▶ 胃腸の働きをよくする

目の健康を守る、アンチエイジング
アントシアニン
- ▶ 赤や紫の、水溶性色素成分
- ▶ 目を守り視力の回復に役立つ
- ▶ 美肌を作り、老化を防止する

利尿作用、むくみを解消
カリウム
- ▶ 体の水分量やミネラル濃度を調節する
- ▶ 過剰なナトリウムの排出を促す
- ▶ 利尿作用があり、むくみを解消

整腸作用、便秘改善
食物繊維
- ▶ 水溶性食物繊維のペクチンを豊富に含む
- ▶ 腸の活動を促し、便秘を予防、改善

選び方
- ☑ 皮につやがあり、全体に実がよくしまっている物を選ぶ。
- ☑ 尻の部分まで赤くなったら、完熟のサイン。

冬の果物

ゆず

生食

酢の物や鍋物のタレに果汁を利用して、残った実と皮はジャムなどにして活用しましょう。

体への効果: 美肌 / 美髪 / 風邪予防 / ストレス解消

美肌、風邪予防
ビタミンC

- 含有量はレモンの2倍
- コラーゲンを生成して血管や肌を健康に保つ
- 免疫力を高め、風邪を予防

代謝アップ、ストレスに対抗
パントテン酸

- ストレスに対抗し、代謝を促進
- ビタミンCの働きを助ける
- 肌や髪を美しく保つ

利尿作用、むくみを解消
カリウム

- 体の水分量やミネラル濃度を調節する
- 過剰なナトリウムの排出を促す
- 利尿作用があり、むくみを解消

選び方
- ☑ ハリがあり、持ったときに皮がブヨブヨしていない物がよい。
- ☑ ヘタの切り口が新しく、茶色に変色していない物を選ぶ。

冬の果物

きんかん

生食

皮ごとはちみつ漬けにして丸ごと食べれば、栄養素を逃さず摂取できるのでおすすめです。

PART 4　冬の栄養素をムダなく食べる方法

体への効果
- 美肌
- 風邪予防
- 便秘改善
- 生活習慣病予防
- むくみ解消

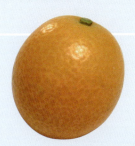

美肌、風邪予防
ビタミンC
- ▶ コラーゲンを生成して血管や肌を健康に保つ
- ▶ 免疫力を高め、風邪を予防

血管や皮膚、細胞を若く保つ
ビタミンE
- ▶ 血管や皮膚、細胞の老化を防ぐ
- ▶ 新陳代謝を促して肌に潤いやハリを与える

利尿作用、むくみを解消
カリウム
- ▶ 体の水分量やミネラル濃度を調節する
- ▶ 過剰なナトリウムの排出を促す
- ▶ 利尿作用があり、むくみを解消

整腸作用、便秘改善
食物繊維
- ▶ 腸の活動を促し、便秘を予防、改善
- ▶ 生活習慣病を予防

選び方
- ☑ 表面にハリとつやがある物がよい。
- ☑ ヘタが枯れていないこと、適度に重量感がある物を選ぶ。

そのほかの栄養素

香味野菜など、風味づけや添え物として重宝する食材を紹介します。料理にプラスするだけで、栄養素がアップします。

にんにく
生食　炒め物　煮物

> 切ったり、すったり、空気に触れさせて使うとよいです。

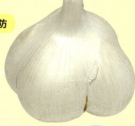

体への効果
- 疲労回復
- がん予防
- 生活習慣病予防
- 骨・歯の強化
- むくみ解消

疲労回復、糖の代謝を助ける
ビタミンB₁
- ▶ 糖質の代謝を助けて、エネルギーを作る
- ▶ 疲労回復に役立つ
- ▶ 骨や歯の強化

たんぱく質の代謝をサポート
ビタミンB₆
- ▶ たんぱく質の分解、再合成に不可欠
- ▶ 皮膚炎予防に効果的
- ▶ 肌や髪、爪を健康に
- ▶ がんや生活習慣病を予防

利尿作用、むくみを解消
カリウム
- ▶ 体の水分量やミネラル濃度を調節する
- ▶ 過剰なナトリウムの排出を促す
- ▶ 利尿作用があり、むくみを解消

丈夫な骨や歯を作る
リン
- ▶ 骨や歯を構成する必須ミネラル
- ▶ 細胞膜や核酸の材料として不可欠
- ▶ カルシウムと結合して丈夫な骨や歯を形成

選び方
- ☑ しっかりと重みがあり、結球が硬い物を選ぶ。
- ☑ 外皮が実と隙間なく重なって、ふっくらと丸みのある物がよい。

保存法
高温多湿を避け、風通しのよい場所や、網袋に入れて吊るす。皮つきのまま粒をバラバラに離し、ラップに包んで冷蔵庫で保存するのもおすすめ。

しょうが

生食　焼き物　炒め物

> できるだけ皮ごと使うのがおすすめ。ショウガオールが体を温めます。

体への効果

- 風邪予防
- 美肌
- アンチエイジング
- 冷え性改善
- むくみ解消

たんぱく質の代謝をサポート
ビタミンB_6
- たんぱく質の分解、再合成に不可欠
- 皮膚炎予防に効果的

血管や皮膚、細胞を若く保つ
ビタミンE
- 血管や皮膚、細胞の老化を防ぐ
- 新陳代謝を促して肌に潤いやハリを与える

利尿作用、むくみを解消
カリウム
- 体の水分量やミネラル濃度を調節する
- 過剰なナトリウムの排出を促す
- 利尿作用があり、むくみを解消

骨や軟骨の形成を助ける
マンガン
- 細胞の酸化を防ぐ
- 丈夫な骨や軟骨の形成を助ける
- 子供の成長期には必要不可欠

体を温め血行不良を改善
ショウガオール
- 辛みと香りの成分
- 風邪のひき始めと、冷え性の緩和に効果的
- 胃液の分泌を促し、食欲を増進させる

選び方

- ☑ 実が硬く、表面にハリがあり、乾きすぎていない物を選ぶ。
- ☑ ふっくらとした塊の物を選ぶ。小さくて細いと、繊維質が多いので避ける。

保存法

湿らせた新聞紙に包んで保管するか、水を張った容器にしょうがを浸し、ふたをして冷蔵庫で保存すると長持ちする。水は数日おきに替えること。

みょうが
生食

> 薬味として生で使うのがおすすめ。特有の香りα-ピネンで食欲増進に。

体への効果
- アンチエイジング
- むくみ解消

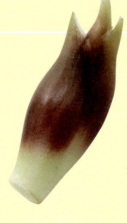

利尿作用、むくみを解消
カリウム
- ▶ 体の水分量やミネラル濃度を調節する
- ▶ 過剰なナトリウムの排出を促す
- ▶ 利尿作用があり、むくみを解消

発汗作用、血行促進
α-ピネン
- ▶ 香りの主成分
- ▶ 胃腸の働きを促進し、消化を助ける
- ▶ 体を温め、発汗を促して体温をコントロールする
- ▶ さわやかな香味で食欲増進

骨や軟骨の形成を助ける
マンガン
- ▶ 細胞の老化を防ぐ
- ▶ 丈夫な骨や軟骨の形成を助ける
- ▶ 子供の成長期に必要不可欠

選び方
- ☐ 身が硬くてつやがあり、ずんぐりと厚みのある物がよい。
- ☐ 先端が開いてつぼみが見えているものは、繊維が硬くなっているので避ける。

保存法
保存は冷蔵庫の野菜室で。乾燥しないようにラップで包むか、霧吹きで湿らせてから保存容器に入れて保存すると、みずみずしさが長持ちする。

大葉

生食

> 生食がおすすめ。β-カロテンが豊富で、炒め物の最後にたっぷり加えてもOK。

体への効果

がん予防　美肌　美髪　風邪予防　アンチエイジング

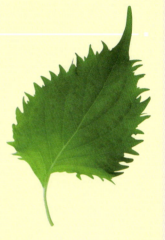

がん予防、目を健康に保つ
β-カロテン（ビタミンA）

- 皮膚や粘膜を守る
- 目の健康に欠かせない脂溶性ビタミン
- 細胞の老化を抑える
- がんを予防

皮膚や粘膜、毛髪を保護する
ビタミンB₆

- 細胞の再生やたんぱく質の合成を促進
- 肌や髪、爪を健康に保つ

美肌、風邪予防
ビタミンC

- コラーゲンを生成して、血管や肌を健康に保つ
- 免疫力を高め、風邪を予防

血管や皮膚、細胞を若く保つ
ビタミンE

- 血管や皮膚、細胞の老化を防ぐ
- 新陳代謝を促して肌に潤いやハリを与える

骨や歯を強くする
カルシウム

- 骨や歯を作る必須ミネラル
- 強い骨の形成に欠かせない
- 骨粗しょう症を予防

選び方

- 葉の色が濃く、ハリがあり、茎の切り口が黒ずんでいない物が新鮮。
- 鮮度が落ちるとしなびたり、黒い斑点が現れやすくなるので要チェック。

保存法

風味が落ちないうちに使い切る。保存する場合はコップなどに少量の水を入れ、軸の先だけが水に浸る状態にして冷蔵保存を。水はこまめに入れ替えて。

もやし 炒め物 煮物

> 栄養素を逃さないためには、炒めて使う、ゆでる、電子レンジなどでの加熱処理が◎。

体への効果
貧血予防 / 妊婦 / 整腸作用 / 便秘改善 / ストレス解消

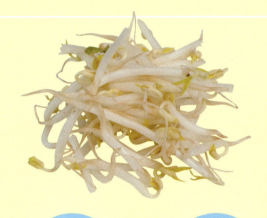

代謝アップ ストレスに対抗
パントテン酸
- たんぱく質、糖質、脂質の代謝に必要
- ビタミンCの働きを助ける
- 代謝アップで夏バテに効果的
- ストレスに対抗し、代謝を促進

貧血予防に効果的
葉酸
- 正常な赤血球を作る
- 貧血予防、妊娠中、授乳中に不可欠
- 成長に必要なたんぱく質を合成

整腸作用、便秘改善
食物繊維
- 腸の活動を促す
- 便秘の予防と改善に効果的

選び方
- 茎が太く、白くて透明感のある物を選ぶ。
- ひげ根が茶色になっているのは鮮度が落ちているので避ける。

保存法
水分が多く日持ちがしないので、早めに使い切る。保存する場合は、冷蔵庫のチルド室に入れる。未開封なら袋のまま冷凍保存もOK。

豆苗

炒め物　煮物

> β-カロテンが豊富で油で炒めるのがおすすめ。もやしより栄養価が高い。

体への効果

眼病予防　がん予防　疲労回復　美肌　美髪
整腸作用　便秘改善　風邪予防

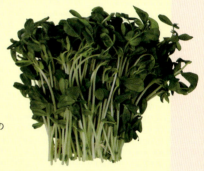

がん予防、皮膚や粘膜を守る
β-カロテン（ビタミンA）
- 皮膚や粘膜を守る
- 目の健康に欠かせない脂溶性ビタミン
- 細胞の老化を抑える
- がんを予防

糖質の代謝に不可欠
ビタミンB₁
- 細胞の再生やたんぱく質の合成を促進
- 肌や髪、爪を健康に保つ

皮膚や粘膜、髪を保護
ビタミンB₆
- たんぱく質の合成に関わり、皮膚を正常に保つ
- 細胞の新陳代謝を促し、肌、髪、爪を健康に保つ

美肌、風邪予防
ビタミンC
- コラーゲンを生成して、血管や肌を健康に保つ
- 免疫力を高め、風邪を予防

腸の活動を促し便秘を改善
食物繊維
- 腸の活動を促す
- 便秘の予防と改善に効果的

選び方
- 茎が真っすぐに伸び、葉の色が濃く青々としている物を選ぶ。
- 根つきでない物は、茎の切り口をチェック。変色していない物が新鮮。

保存法
スーパーなどに並ぶ根つきの豆苗は、植物が呼吸できる特殊なフィルムが使われているので、そのまま立てて冷蔵庫へ。露地栽培物はポリ袋に入れて冷蔵保存を。

PROFILE

栄養・料理監修

弥冨秀江（いやどみ・ひでえ）

管理栄養士・産業栄養指導者。女子栄養大学生涯学習講師。株式会社ヘルスイノベーション代表。長年の病院、企業での豊富な栄養指導、臨床経験をもとに、出版、執筆活動、企業の食品およびメニュー開発など、食事療法の新しい領域を創造する。

編集	株式会社A.I
執筆	株式会社A.I、渡辺典子
デザイン	八木孝枝
イラスト	matsu
料理写真	奥村暢欣
スタイリング	まちやまちほ
写真提供	株式会社マッシュルームソフト「食品写真素材集」

管理栄養士が教える
食材のかしこい食べ方

2018年12月20日　初版第1刷発行

監　修	弥冨秀江
発行者	佐藤　秀
発行所	株式会社 つちや書店
	〒100-0014
	東京都千代田区永田町2-4-11
	電話 03-6205-7865
	FAX 03-3593-2088
	HP http://tsuchiyashoten.co.jp/
	E-mail info@tsuchiyashoten.co.jp
印刷・製本	三美印刷株式会社

落丁・乱丁は当社にてお取り替え致します。
©Tsuchiyasyoten, 2018 Printed in Japan

本書内容の一部あるいはすべてを許可なく複製（コピー）したり、スキャンおよびデジタル化等のデータファイル化することは、著作権上での例外を除いて禁じられています。また、本書を代行業者等の第三者に依頼して電子データ化・電子書籍化することは、たとえ個人や家庭内での利用であっても、一切認められませんのでご留意ください。この本に関するお問い合せは、書名・氏名・連絡先を明記のうえ、上記FAXまたはメールアドレスへお寄せください。なお、電話でのご質問はご遠慮くださいませ。また、ご質問内容につきましては「本書の正誤に関するお問い合わせのみ」とさせていただきます。あらかじめご了承ください。